晚期糖基化终产物与糖尿病

赵伟 著

黑龙江科学技术出版社

图书在版编目（CIP）数据

晚期糖基化终产物与糖尿病 / 赵伟著. —— 哈尔滨：黑龙江科学技术出版社, 2017.7（2024.1 重印）

ISBN 978-7-5388-9323-6

Ⅰ. ①晚… Ⅱ. ①赵… Ⅲ. ①糖尿病 - 研究 Ⅳ. ①R587.1

中国版本图书馆 CIP 数据核字(2017)第 194680 号

晚期糖基化终产物与糖尿病

WANQI TANGJIHUA ZHONGCHANWU YU TANGNIAOBING

作　　者　赵　伟
责任编辑　刘　杨
封面设计　孔　璐
出　　版　黑龙江科学技术出版社
　　　　　地址：哈尔滨市南岗区公安街 70-2 号　邮编：150001
　　　　　电话：（0451）53642106　传真：（0451）53642143
　　　　　网址：www.lkcbs.cn　www.lkpub.cn
发　　行　全国新华书店
印　　刷　三河市铭诚印务有限公司
开　　本　787 mm×1092 mm　　1/16
印　　张　11.75
字　　数　208 千字
版　　次　2017 年 7 月第 1 版
印　　次　2024 年 1 月第 2 次印刷
书　　号　ISBN 978-7-5388-9323-6
定　　价　125.00 元

前　言

　　晚期糖基化终产物是非酶糖基化反应的终末产物，是指蛋白质、脂质或核酸等大分子在没有酶参与的条件下，自发地与葡萄糖或其他还原单糖反应所生成的稳定的共价加成物。其在体内有两个来源，一是过量的糖和蛋白质在体内合成 AGEs，二是通过进食将食物中存在的 AGEs 摄入体内。AGEs 能够和身体的组织细胞相组合并破坏这些组织细胞，从而造成了对人体的危害。目前的研究证明：AGEs 除在糖尿病及其慢性并发症中具有主导作用外，还会加速人体的衰老，导致很多慢性退化型疾病，并在癌症、阿尔茨海默病、动脉粥样硬化等疾病中起重要作用。所以，AGEs 是目前全球医学界最为热门的研究领域之一。

　　本书共分九部分：AGEs 概述、糖基化终末产物与糖尿病慢性并发症、RAGE 的结构和功能、AGEs 及其受体在糖尿病免疫系统病变中的作用、AGEs 及其受体与糖尿病肾病、AGEs 受体在动脉粥样硬化中的致病机制、晚期糖基化终产物及其受体在糖尿病相关疾病中的作用、非酶糖基化终末产物所致疾病的药物干预、中药治疗糖尿病肾病的作用机制。

　　在编写过程中力求准确阐述晚期糖基化终产物及其受体在相关疾病中的研究现状及进展，以期为相关领域的研究人员提供有益的参考。

目　录

1 AGEs 概述···1

  1.1 AGEs 概述··1

  1.2 AGEs 的作用机制··2

2 AGEs 与糖尿病慢性并发症···························7

  2.1 糖尿病慢性并发症··7

  2.2 糖尿病慢性并发症的临床表现·······················10

  2.3 AGEs 与糖尿病慢性并发症··························13

  2.4 sRAGE 与糖尿病慢性并发症·······················18

3 RAGE 的结构和功能·································23

  3.1 RAGE 的基因结构·····································23

  3.2 RAGE 的蛋白结构·····································24

  3.3 sRAGE 的研究进展····································25

  3.4 RAGE 介导的信号转导途径·························29

  3.5 RAGE 的细胞学效应··································33

4 AGEs 及其受体在糖尿病免疫系统病变中的作用·······38

  4.1 AGEs 与单核–巨噬细胞······························38

  4.2 AGEs 与淋巴细胞·····································40

  4.3 AGEs 与中性粒细胞··································41

  4.4 AGEs 对外周血树突状细胞功能的调节··············41

5 AGEs 及其受体与糖尿病肾病·······················43

5.1 糖尿病肾病发病机制...43

5.2 AGEs 与 DN...50

5.3 AGEs 导致 DN 的机制...50

5.4 AGEs 在 DN 治疗中的意义..54

6 AGEs 受体在动脉粥样硬化中的致病机制............................55

6.1 RAGE、氧化应激和动脉粥样硬化.................................55

6.2 Gal-3 与动脉粥样硬化..65

6.3 RAGE 及其基因多态性与冠状动脉粥样硬化性

心脏病的相关性...70

6.4 sRAGE 与慢性肾脏病患者动脉粥样硬化的相关性研究.........76

6.5 RAGE 基因-374T/A 多态性与颈动脉粥样硬化

的相关性分析...76

6.6 PI3K/Akt 信号介导 Nε-羧甲基赖氨酸参与动

脉粥样硬化的机制研究..80

7 AGEs 及其受体在糖尿病相关疾病中的作用.......................83

7.1 AGEs 及其受体与衰老..83

7.2 AGEs 及其受体与癌症...106

7.3 AGEs 及其受体与 2 型糖尿病性骨质疏松症.....................122

7.4 AGEs 及其受体与 2 型糖尿病血瘀证............................124

7.5 AGEs 及其受体与炎症...125

7.6 AGEs 及其受体与阿尔茨海默病.................................134

7.7 RAGE 基因多态性与相关疾病...................................141

8 AGEs 所致疾病的药物干预.......................................152

8.1 AGEs 及相关药物研究进展 ……………………………… 152

8.2 中药对 AGEs 的干预 …………………………………… 159

8.3 中药拮抗 AGEs 及其受体研究现状 …………………… 163

9 中药治疗糖尿病肾病的作用机制 ……………………… 172

9.1 清除氧自由基，保护肾脏 ……………………………… 172

9.2 抑制醛糖还原酶（AR）活性 ………………………… 172

9.3 降低 AGEs 及其 mRNA 的表达，减少蛋白尿 ……… 173

9.4 下调 DN 细胞网络因子表达，改善间质纤维化 ……… 174

9.5 阻断肾素–血管紧张素–醛固酮系统（RASS）

改善肾脏血流 …………………………………………… 174

9.6 抑制蛋白激酶 C（PKC）的激活 …………………… 175

9.7 改善血液微循环 ………………………………………… 176

9.8 调节血脂代谢 …………………………………………… 176

9.9 抑制肾小球系膜细胞（HMC）的增殖 ……………… 177

9.10 调节自身免疫，抵抗免疫损伤 ……………………… 177

9.11 减轻肾小球高滤过 …………………………………… 178

9.12 其他 …………………………………………………… 178

1 AGEs 概述

1.1 AGEs 概述

蛋白质、脂质与核酸等与葡萄糖及其他还原糖在非酶条件下，自发进行反应，即称作非酶糖基化反应（nonenzymatic glycation，NGE）；反应产生稳定、结构多样的共价加成产物，即晚期糖基化终末产物（advanced glycation end products，AGEs）（Brownlee M，et al.，1995）。早在 1912 年，法国的 Maillard 就发现了甘氨酸与葡萄糖在水中加热可变为深褐色。糖与蛋白质不需要加热即可发生该反应，该反应可在食品储存过程中缓慢进行，从而影响食品的外观及质量。Vlassara 等（1984）首先提出 AGEs 概念，用以描述体内糖和蛋白质之间的 Maillard 反应所产生的棕色荧光产物。目前 AGEs 这一概念已被广泛用于描述 Maillard 反应产物（Thornalley PJ，et al.，1998）。经典的 Maillard 反应包括 3 个步骤：第一步是开链的葡萄糖分子游离醛基或酮基和氨基酸上的氨基结合，生成不稳定的、可逆的中间产物——醛亚胺或 Schiff 碱，这一步经数小时即达到平衡；第二步是 Schiff 碱上的电荷与双链的重排从而形成不可逆的 amadori 产物——Maillard 反应，这一步经数周达到平衡；第三步是 amadori 产物继续与氨基缩合，反应不断进行，而且糖化后的蛋白质分子之间及其与未被糖化的蛋白质分子之间都可以相互交联，最终形成复杂的大分子 AGEs（Sell D，et al.，1989），见图 1-1。

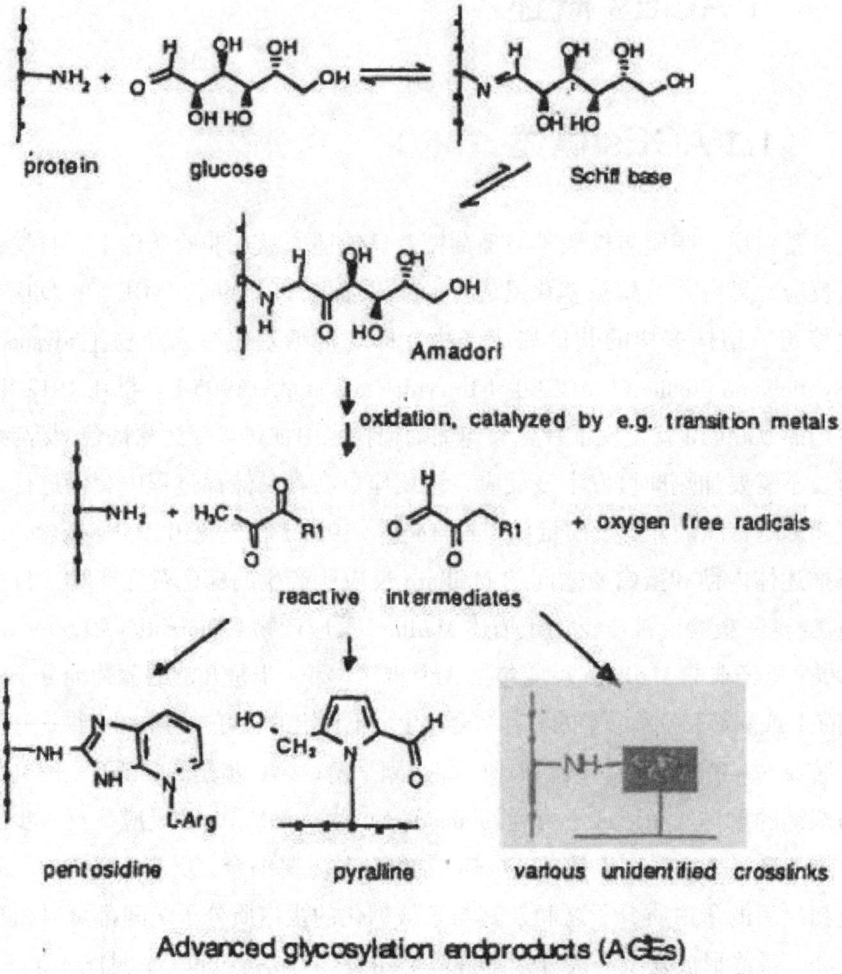

图 1-1 晚期糖基化终产物的化学组成

1.2 AGEs 的作用机制

　　AGEs 的生理病理作用比较复杂，既包括直接作用——通过自身糖基化反应进程及修饰生物大分子从而导致蛋白质理化特性的改变、脂质过氧化甚至基因突变而引起的一系列病理变化；又包括间接作用——通过其特异性受体结合蛋白的介导，激活多种信号转导系统，从而引起广泛的生物学效应，使细胞和组织器官发生病理性改变。

（一）AGEs 的直接作用——蛋白质共价交联的形成

在高血糖状态下，多种结构及功能蛋白均可通过糖基化作用形成 AGEs，例如血红蛋白、免疫球蛋白、脂蛋白、载体蛋白、肽激素、凝血因子、晶体蛋白、髓鞘磷脂蛋白、微管蛋白、胶原蛋白、纤维连接蛋白（fibronectin，FN）、层粘连蛋白（laminin，LN）、肌动蛋白、肌纤蛋白等（Harding JJ，et al，1984；Odetti P，et al，1994；Jefrey M，1998）。糖基化蛋白质的结构、功能、配位结合、交联溶解等理化特性和未糖化蛋白相比均会发生改变。例如Ⅰ型胶原糖化交联作用会进一步促进交联作用的放大，从而破坏基质的正常功能，不仅干扰基质与基质间的相互作用，同时还干扰基质与细胞、细胞与细胞间的相互作用。AGEs 介导的细胞外基质功能异常会改变完整血管的结构和功能，从而引起组织、器官的病理性改变。AGEs 诱导的病理交联可导致蛋白基质的硬化，已被确认为肾小球硬化症、毛细血管基底膜硬化症和动脉硬化症的主要病因。另外，AGEs 还能通过交联蛋白作用修饰细胞组分、聚集血小板、破坏血管扩张功能以及使脂蛋白代谢异常，导致多种疾病的发生。此外，细胞内的果糖及葡萄糖-6-磷酸也可引起非酶糖基化反应，DNA、脂质及核蛋白的糖基化速率较体外可能更加迅速。体外研究证实，AGEs 可以在原核生物 DNA 上形成并引起细菌和哺乳动物的 DNA 基因突变和错位（Pischetsrieder M，et al.，1999），从而使基因表达受到严重的损害。

AGEs 的形成过程较为缓慢，半衰期长的蛋白质受其影响明显。主要靶点是结缔组织基质和基底膜的组成成分如胶原、髓磷脂、补体 C3、微管蛋白、纤溶酶原激活因子、纤维蛋白原等。AGEs 之间通过蛋白质的赖氨酸残基共价结合形成交联。基质及基底膜的成分发生 NEG 后，蛋白质弹性降低，硬度增加，从而影响血管壁和心肌的顺应性。AGEs 能降低金属蛋白酶（MMPs）的蛋白水解能力，因此交联后的大分子相对稳定，不易被降解，造成基质增加、基底膜增厚，导致血管闭塞和局部缺血等病变。NEG 还可促使白蛋白的结构由 α-螺旋变成 β-片层，进而引起组织淀粉样变。经 AGEs 修饰的低密度脂蛋白（low densith lipoprotein，LDL）被受体识别的能力及降解速度均受到影响，造成 LDL 清除减少，血脂升高。同时发生 NEG 的低密度脂蛋白胆固醇（LDL-C）易被吞噬细胞吞噬，促进动脉粥样硬化的发生。此外，NEG 还可修饰核酸，导致突变。

（二）AGEs 的间接作用

AGEs 通过与受体特异性结合，引起细胞因子、激素及自由基等细胞信号因子的改变。目前已证实的 AGEs 受体包括巨噬细胞清道夫受体 I 和受体 II、RAGE（receptor for advanced glycation end products）、寡糖转移酶-48（oligosaccharyl transferase-48，OST-48，也称为 AGE-R1）、80K-H 磷蛋白（80K-hphosphoprotein，也称 AGE-R2）和半乳糖结合蛋白-3（galectin-3，简称 Gal-3，也称 AGE-R3）（Monnier VM，1990；Schmidt AM，et al.，1994；Vlassara H，et al.，1995；Li YM，et al.，1996；Sinhg R，et al.，2001）。研究证实，AGEs 受体广泛存在于多种细胞表面，包括单核-巨噬细胞、淋巴样细胞、肾小球系膜细胞、足细胞、内皮细胞、星形细胞、神经小胶质细胞等。AGEs 与不同细胞表面的受体结合，从而激活不同的信号转导通路，释放不同的细胞因子，产生不同的病理、生理改变。

AGEs 结合蛋白包括 RAGE、乳铁蛋白样多肽（LF-L）、Gal-3 /P60 /P90 和巨噬细胞清道夫受体，其中 RAGE 起主要作用。单核-巨噬细胞、内皮细胞、淋巴细胞表面分布有 AGEs 结合蛋白。AGEs 与细胞表面受体结合，增加血中单核细胞的趋化性，促使其通过完整的内皮层，这可能是诱发动脉粥样硬化的又一机制。同时 AGEs 促使单核-巨噬细胞分泌肿瘤坏死因子（tumor necrosis factor，TNF）-α、白细胞介素（interleukin，IL）-1 及各类生长因子，激活丝裂素活化蛋白激酶（MAPK）、蛋白激酶 C（PKC）、核因子κB（NF-κB）通路，促进内皮细胞和平滑肌细胞增殖。AGEs 还可增加血管细胞黏附分子（vascular cell adhesion molecule，VCAM）-1 的表达，促使巨噬细胞黏附于血管壁，释放炎性介质，造成血管损伤。糖基化的基质与系膜表面的受体结合，可增加 Smad 蛋白的表达，并通过 RAGE-ERK1/2-MAPK 通路，介导早期肾小管上皮肌成纤维细胞转分化作用，促进纤维连接蛋白、IV 型胶原等的分泌与合成，导致系膜增生，肾小球肥大，诱发糖尿病肾病。此外，AGEs 与 AGE 结合还可促进人黑色素瘤的生长及迁移。

近年研究表明，一部分更换期短的蛋白质、脂质及核酸等也能发生 Maillard 反应而被糖化（Seidel W, et al., 1998）。例如磷酸脂酰乙醇胺、磷脂酰氨酸分子中部有游离氨基，都可以被糖化生成 AGEs。由此可见，蛋白质的糖化反应的范围是非常广泛的，几乎涉及到机体的每一个部位，因此也更具有病理生理意义。

改变体内氧化体系：AGEs 降低超氧化物歧化酶（SOD）活性，而且 NEG 过程中产生大量的自由基，两者共同导致了氧化应激的增加。氧化应激可促进 LDL-C 的氧化修饰，加速动脉粥样硬化。NEG 还可减少细胞中高铁细胞色素 C 的水平，这可能与 AGEs 促进过氧化氢的生成有关。另外，AGEs 抑制内皮细胞 NO 合酶（eNOS）的作用，灭活已产生的 NO 并提高血管收缩因子如内皮素-1（ET-1）的表达，影响血管张力，损伤内皮。AGEs 激活的活性氧体系（ROS）可抑制蛋白质的重新合成，增加转化生长因子 β（transforming growth factor, TGF-β）mRNA 的表达。而 ROS 又能提高 NAPDH 活化酶的活性，引起内皮细胞和吞噬细胞表面 RAGE 表达的增加，从而加刷 A2 AGEs 抑制剂的作用及其机制。AGEs 在糖尿病并发症发生、发展过程中起重要作用。

综上所述，AGEs 具有独特的生化特性：① AGEs 产物结构稳定；②AGEs 具有广泛的交联性，即使去除了糖，它们仍能通过侧链交联，形成分子质量极大的物质；③AGEs 的生成不需酶的参与，已生成的产物对酶稳定，不易被降解；④脂质的 AGEs 可导致脂质氧化；⑤ 细胞核内也可发生糖基化反应，从而直接造成基因的损害；⑥许多细胞表面均有 AGEs 受体，并通过这些受体影响其功能。

NEG 与细胞和几乎所有组织的病理生理改变有关，其中得到较多研究的包括：肾小球基底膜变厚和系膜增生、白内障、动脉粥样硬化、微血管病变、肺顺应性下降、外周及中枢神经系统病变、Alhzeimer 症等，体内研究证实，多种 AGEs 如 Pnetosidine 在组织中的含量随增龄而增加。大量证据表明，非酶糖基化及其产物 AGE 的意义比原来预计的更加广泛，其作用机制和临床意义正得到越来越多的重视。

2 AGEs 与糖尿病慢性并发症

AGEs 是蛋白质、脂肪酸和核酸等大分子物质的非酶糖基化产物，目前研究表明 AGEs 可直接或与其受体相互作用加速人体的衰老和导致糖尿病、阿尔茨海默病（alzheimer disease，AD）、动脉粥样硬化（AS）等慢性退化性疾病的发生和发展，AGEs 与糖尿病慢性并发症的关系是目前研究热点。

2.1 糖尿病慢性并发症

现在，随着糖尿病急性并发症的诊断、治疗手段的提高，死于糖尿病急性并发症的患者越来越少，糖尿病病人的平均病程和平均寿命越来越长，糖尿病慢性并发症的发生率越来越高，对糖尿病病人的威胁越来越大。慢性并发症与急性并发症不同，发生和进展较为缓慢，但发展到一定阶段，就难以逆转。也就是说，糖尿病慢性并发症不会一下就得上，得上后也别指望一下就治好。糖尿病慢性并发症已经成为糖尿病防治人员的主攻目标。

慢性并发症是糖尿病致残、致死的主要原因，主要包括：①大血管并发症，如脑血管、心血管和下肢血管的病变等。②微血管并发症，如肾脏病变和眼底病变。③神经病变，包括负责感官的感觉神经，支配身体活动的运动神经，以及司理内脏、血管和内分泌功能的自主神经病变等。

（一）糖尿病肾病

糖尿病肾病（diabetic nephropathy，DN）是糖尿病患者最重要的并发症之一。我国的发病率亦呈上升趋势，目前已成为终末期肾脏病的第二位原因，仅次于各种肾小球肾炎。由于其存在复杂的代谢紊乱，一旦发展到终末期肾脏病，往往比其他肾脏疾病的治疗更加棘手。但积极适当的干预措施能明显减少和延缓糖尿病肾病的发生，尤其在病程早期干预治疗效果甚佳。

（二）糖尿病眼部并发症

1.糖尿病性视网膜病变

糖尿病性视网膜病变是糖尿病性微血管病变中最重要的表现，是一种具有特异性改变的眼底病变，是糖尿病的严重并发症之一。临床上将是否出现视网膜新生血管作为标志，将没有视网膜新生血管形成的糖尿病性视网膜病变称为非增殖性糖尿病性视网膜病变（或称单纯型或背景型），而将有视网膜新生血管形成的糖尿病性视网膜病变称为增殖性糖尿病性视网膜病变。

2.与糖尿病相关的葡萄膜炎

与糖尿病相关的葡萄膜炎大致有以下 4 种情况：①与糖尿病本身相关的葡萄膜炎；②感染性葡萄膜炎，糖尿病患者发生内源性感染性眼内炎的机会较正常人明显增加；③伴有一些特定的葡萄膜炎类型，但二者是偶然的巧合，抑或是有内在的联系；④内眼手术后的感染性眼内炎或无菌性眼内炎，多发生于中年和老年糖尿病患者。

3.糖尿病性白内障

糖尿病性白内障发生在血糖没有很好控制的青少年糖尿病患者。多为双眼发病，发展迅速，甚至可于数天、数周或数月内发展为完全混浊。

4.糖尿病足

足部是糖尿病这个多系统疾病的一个复杂的靶器官。糖尿病患者因周围神经病变与外周血管疾病合并过高的机械压力，可引起足部软组织及骨关节系统的破坏与畸形形成，进而引发一系列足部问题，从轻度的神经症状到严重的溃疡、感染、血管疾病、Charcot 关节病和神经病变性骨折。实际上类似的病理改变也可以发生在上肢、面部和躯干上，不过糖尿病足的发生率明显高于其他部位。

5.糖尿病心血管并发症

糖尿病心血管并发症包括心脏和大血管上的微血管病变、心肌病变、心脏自主神经病变，是引起糖尿病患者死亡的首要病因。冠心病是糖尿病的主要大血管并发症，研究显示，糖尿病患者冠心病的死亡风险比非糖尿病患者群高 3 ~ 5 倍。其病理机制是动脉粥样硬化，高血糖、高收缩压、高胆固醇、低密度脂蛋白增高、高密度脂蛋白下降，年龄、性别、吸烟、家族史均是其发病的危险因素。

6.糖尿病性脑血管病

糖尿病性脑血管病是指由糖尿病所引起的颅内大血管和微血管病变，据统计，2 型糖尿病患者有 20% ~ 40%会发生脑血管病，主要表现为脑动脉硬化、缺血性脑血管病、脑出血、脑萎缩等，是糖尿病患者的主要死亡原因之一。

7.糖尿病神经病变

糖尿病神经病变最常见的类型是慢性远端对称性感觉运动性多发神经病变，即糖尿病周围神经病变，发病率很高，部分患者在新诊断为糖尿病时就已经存在周围神经病变了。遗憾的是在治疗上，尤其是在根治糖尿病神经病变方面相当困难，所以其重点还在于预防其发生和控制发展。

2.2 糖尿病慢性并发症的临床表现

2.2.1 糖尿病肾病

根据糖尿病肾病的病程和病理生理演变过程，Mogensen曾建议把糖尿病肾病分为以下五期：①肾小球高滤过和肾脏肥大期。这种初期改变与高血糖水平一致，血糖控制后可以得到部分缓解。本期没有病理组织学损伤。②正常白蛋白尿期。肾小球滤过率（GFR）高出正常水平。肾脏病理表现为肾小球基底膜增厚，系膜区基质增多，运动后尿白蛋白排出率（UAE）升高（>20μg/min），休息后恢复正常。如果在这一期能良好地控制血糖，患者可以长期稳定处于该期。③早期糖尿病肾病期。GFR开始下降到正常。肾脏病理出现肾小球结节样病变和小动脉玻璃样变。UAE持续升高至20～200μg/min，从而出现微量白蛋白尿。本期患者血压升高。④临床糖尿病肾病期。病理上出现典型的K–W结节。持续性大量白蛋白尿（UAE>200μg/min）或蛋白尿大于500mg/d，约30%患者可出现肾病综合征，GFR持续下降。该期的特点是尿蛋白不随GFR下降而减少。患者一旦进入IV期，病情往往进行性发展，如不积极加以控制，GFR将平均下降1ml/min。⑤终末期肾衰竭GFR<10ml/min。尿蛋白量因肾小球硬化而减少。尿毒症状明显，需要透析治疗。以上分期主要基于1型糖尿病肾病，2型糖尿病肾病则不明显。

糖尿病肾病的肾病综合征与一般原发性肾小球疾病相比，其水肿程度常更明显，同时常伴有严重高血压。由于本病肾小球内毛细血管跨膜压高，加之肾小球滤过膜蛋白屏障功能严重损害，因此部分终末期肾衰竭患者亦可有大量蛋白尿。

2.2.2 糖尿病眼病

（一）糖尿病视网膜病变

糖尿病视网膜病变（diabetic retinopathy，DR），视网膜毛细血管的病变表现为动脉瘤、出血斑点、硬性渗出、棉绒斑、静脉串珠状、视网膜内微血管异常，以及黄斑水肿等。广泛缺血会引起视网膜或视盘新生血管、视网膜前出血及牵拉性视网膜脱离。患者有严重的视力障碍。糖尿病可引起两种类型视网膜病变，增殖性和非增殖性视网膜病变。糖尿病性视网膜病变是主要致盲眼病之一。在增殖性视网膜病变中，视网膜损害刺激新生血管生长。新生血管生长对视网膜有害无益，其可引起纤维增生，有时还可导致视网膜脱离。新生血管也可长入玻璃体，引起玻璃体出血。与非增殖性视网膜病变相比，增殖性视网膜病变对视力的危害性更大，其可导致严重视力下降甚至完全失明。

（二）与糖尿病相关的葡萄膜炎

初次发病多呈急性前葡萄膜炎，发病突然，出现眼痛、畏光和流泪。检查发现有睫状充血，大量细小尘状角膜后沉着物，前房闪辉（+～++），前房炎症细胞（++～++++），少数患者出现前房内大量纤维素性渗出，甚至前房积脓，最终会发生虹膜后粘连、虹膜新生血管、并发性白内障、继发性青光眼等并发症。

（三）糖尿病性白内障

糖尿病性白内障多为双眼发病，发展迅速，甚至可于数天、数周或数月内发展为混浊，完全混浊；开始时在前后囊下出现典型的白点状或雪片状混浊，迅速扩展为完全性白内障，以后囊下极部多见；常伴有屈光变化，血糖升高时，表现近视，血糖降低时，表现远视。

2.2.3 糖尿病足

（1）早期：感觉改变通常呈袜套样表现，首先累及肢体远端，然后向近端发展。轻触觉、本体感觉、温度觉和疼痛感知共同减弱；运动神经病变表现为足内在肌萎缩，出现爪状趾畸形；自主神经受累表现为皮肤正常排汗、温度及血运调节功能丧失，导致局部组织柔韧性降低，形成厚的胼胝，更易破碎和开裂。

（2）后期：继上述早期神经病变引起的症状外，还可出现溃疡、感染、骨髓炎、Charcot 关节病等。

2.2.4 糖尿病性心脏病

糖尿病患者冠状动脉病变常为弥漫性的，狭窄程度严重，可表现为心绞痛、急性冠脉综合征、心肌梗死、心源性休克、猝死等。值得注意的是，由于糖尿病患者常存在自主神经病变，所以无症状的冠心病较为常见，或表现为疲乏、劳力性呼吸困难、胃肠道症状等非典型症状。

2.2.5 糖尿病性脑血管病

（一）脑动脉硬化

病程在 5 年以上的糖尿病患者脑动脉硬化的发生率可达 70%，主要表现为头痛、头昏、失眠、健忘、注意力不集中、情绪不稳定等神经衰弱症状。神经系统体格检查多无阳性体征。

（二）无症状脑卒中

无症状脑卒中指无临床症状或症状轻微，未引起注意，从而未被揭示或未被认定的脑卒中。其中无症状脑梗死（包括腔隙性脑梗死和非腔隙性脑梗死）占74%，无症状脑出血约占26%。

（三）急性脑血管病

主要表现为脑血栓形成，以中小动脉梗死和多发性病灶多见，临床症状往往较轻，但常反复发作，进行性加重，恢复困难。

2.2.6 糖尿病周围神经病变

为糖尿病神经病变中最常见的类型，超过50%的患者可能有症状，表现为烧灼样疼痛、电击样或针刺样感觉、感觉过敏和麻木，常在夜间加重，累及足部和手部时呈袜子手套样分布。也有部分患者无症状，仅在神经系统检查时可发现异常。在以下5项检查中，有2项或2项以上异常，就可诊断为糖尿病周围神经病变：①温度觉异常；②振动觉异常；③膝反射消失；④尼龙丝检查，足部感觉减退或消失；⑤神经转导速度（NCV）有2项或2项以上减慢。

2.3 AGEs 与糖尿病慢性并发症

2.3.1 AGEs 与糖尿病视网膜病变

糖尿病视网膜病变（DR）是糖尿病最常见且最易被早期发现的并发症，如不及时治疗将严重影响视功能甚至致盲，目前在美国已成为20~74岁人群中占首位的致盲性眼病。DR发病机制比较复杂，其发病基础包括长期的高血糖及 AGEs 堆积等。DR 根据有无新生血管生成可分为非增殖性 DR（NPDR）和增殖性 DR（PDR）。DR 最早期的改变是视网膜毛细血管周细胞丧失。周细胞的丧失使血–视网膜屏障受到损害，最终导致毛细血管内皮细胞增生，基底膜增厚，继而引起管腔狭窄和血流改变，导致视网膜缺血缺氧和新生血管生成，最终进展为 PDR。而 AGEs 在 DR 发生发展过程中发挥重要作用。与糖尿病其他并发症相同，DR 患者视网膜和血浆中 AGEs 均升高，在 DR 早期 AGEs 即可直接加快病变程度与进展。AGEs 作用于 Muller 胶质细胞产生血管内皮生长因子（VEGF），而 VEGF 在视网膜新生血管生产过程中发挥重要作用。此外 VEGF 也可使微血管内皮细胞通透性增强引起视网膜渗出、出血及黄斑水肿等。AGEs 同时可促进胞内细胞黏附分子（ICAM-1）合成，而 ICAM-1 可以引起视网膜微血管白细胞黏附，进而阻塞毛细血管导致 BRB 损伤。其机制为 ICAM-1 通过与其配体淋巴细胞功能相关抗原-1 和巨噬细胞抗原复合体-1 相结合，介导白细胞与血管内皮细胞的黏附与浸润，导致其运动停滞，引起视网膜毛细血管闭塞，毛细血管无灌注和血管渗漏，并导致内皮细胞功能失调，加快内皮细胞死亡。Canning 等通过给非糖尿病小鼠投喂含 AGEs 饲料，发现小鼠也存在视网膜毛细血管白细胞黏附和 BRB 损伤，而 McVicar 等研究表明 RAGE（-/-）糖尿病小鼠呈现出明显的视网膜保护效应，此外 AGEs 可诱导活性氧（ROS）的产生，ROS 通过氧化应激引起周细胞凋亡。AGEs 与 RAGE 相互作用可使 NF-κB 活化，NF-κB 则通过降低凋亡抑制基因 Bcl-2 与促凋亡基因 Bax 的比例，促进内皮细胞和周细胞的凋亡。AGEs 也可通过损伤视网膜上其他细胞而影响视功能。如 AGEs 通过下调 Bcl-2 和损伤线粒体造成视网膜色素上皮细胞凋亡。所以，AGEs 可通过增加血管通透性、损伤 BRB、促进新生血管生成及损伤视网膜细胞等途径引起 DR。

2.3.2 AGEs 与糖尿病肾病

糖尿病肾病（DN）是糖尿病的常见并发症之一，早期病理表现为肾小球滤过率升高、肾小球肥大，此时肾小球直径和肾小球毛细血管腔直径均增加。随着疾病进展，肾小球细胞外基质开始逐渐增多，表现为肾小球系膜区增宽及毛细血管基底膜增厚以及肾小管间质纤维化，最后发展为肾小球硬化、肾衰竭。正常人的肾小球中几乎检测不到 AGEs，而在弥漫性或结节性改变的肾小球的系膜、基底膜及肾小管基底膜和许多血管壁上却能大量存在。Thallas-Bonke 等通过给糖尿病小鼠投喂含 AGEs 饲料，发现可以加快肾脏病变进展，而敲除 RAGE 基因后情况得以改善，提示 AGEs-RAGE 轴在 DN 中发挥重要作用。

AGEs 损伤糖尿病患者肾脏主要是通过其直接作用和与其受体 RAGE 结合激活相关信号通路引起肾脏损伤，AGEs 的形成与沉积可通过依附、修饰蛋白分子，损伤主要由 IV 型胶原分子、层粘连蛋白、硫酸软骨素 3 种分子组成的肾脏细胞外基质，使肾小球基底膜孔径增大，肾小球滤过率增加，引起蛋白尿和 DN。AGEs 可为 ROS 的中间体提供电子从而加强氧化应激，从而导致肾脏细胞损伤。AGEs 还可与外渗血浆蛋白低密度脂蛋白（LDL）形成共价交联，使 LDL 不能移出内膜导致血管壁外脂质堆积，影响肾脏血供，从而导致肾脏细胞损伤。此外，AGEs 与 RAGE 相互作用通过激活 MAPK、NF-κB 等信号转导通路促进炎症因子、黏附分子等表达和释放，进而促进 DN 的发生发展。Tang 等研究表明，AGEs 通过上调肾小管上皮细胞 TGF-β 和 VEGF 表达促进肾小管间质纤维化。Banba 等研究则表明 AGEs 上调系膜细胞的单核细胞趋化蛋白（MCP）-1 表达，促进单核细胞浸润和迁移，增加血管通透性，导致肾小球损伤。此外也有研究表明给非糖尿病的动物持续灌输 AGEs，可出现蛋白尿和肾小球肥大、基底膜增厚、系膜外基质膨胀等类似 DN 的病理改变，这也间接表明糖尿病患者的肾损害可由高水平的 AGEs 引起。

2.3.3 AGEs 与糖尿病神经系统病变

糖尿病患者常伴随神经系统病变，以累及周围神经病变最为常见，表现为远端对称的多发性神经病变，严重影响患者的生活及生存质量，增加了糖尿病患者的致死率和致残率。其主要病理特点为微血管改变、神经纤维缺失、轴索变性及脱髓鞘。

Luo 等分别用糖基化的Ⅳ型胶原蛋白和层粘连蛋白作为基质培养新生小鼠背根神经节（DRG）神经元，与对照组相比发现神经元与轴突产生大大减少，基质连接也显著减少，而且其生存力下降，说明基质蛋白发生糖基化后影响轴突生长、延伸及神经元的生存（Sekido 等）。

研究表明 AGEs 还可通过氧化应激引起神经元细胞和雪旺细胞的凋亡，而雪旺细胞的凋亡可能又引起其他细胞线粒体功能障碍。此外，Misur 等研究表明 AGEs 在髓鞘中的大量堆积可引起脱髓鞘发生，而且 AGEs 还可糖化胶原蛋白和层粘连蛋白，改变血管基底膜的电荷，增加血管的通透性，进而改变外周神经组织的微血管结构和功能。

AGEs 通过与其受体 RAGE 结合后激活相关信号通路，可导致神经元功能紊乱。Bierhaus 等发现糖尿病患者神经组织内 CML、RAGE、活化的 NF-κBp65 及 IL-6 共同存在于神经微血管系统。NF-κB 的活化可以增加黏附因子、内皮素和促凝血组织因子等基因的表达，导致血管通透性的改变和血管细胞的增殖及内皮细胞的促凝能力增强，使血流调节受损。Juranek 等研究表明，糖尿病患者通过 RAGE 途径损伤外周神经轴突运输，而轴突运输的受阻可促使神经纤维萎缩和退化。Xu 等研究表明 AGEs 与内皮细胞表面 RAGE 相互作用，使内皮细胞一氧化氮合酶（eNOS）丝氨酸残基磷酸化反应减弱，eNOS 的活性降低导致 NO 合成减少，而使微血管舒张功能障碍。因此 AGEs/RAGE 系统可扰乱神经微循环血管舒缩功能的平衡，导致神经组织血流灌注减少。

2.3.4 AGEs 与 AS

AS 是一种以脂质在动脉壁慢性沉积为特征的炎性增殖性疾病，2 型糖尿病患者 AS 的发病率显著增高，其中又以冠状动脉粥样硬化最常见。2005

年我国一项调查发现：在 3000 余例冠心病住院患者中糖代谢异常总患病率高达 76.0 %，糖尿病患病率为 52.9%。在糖尿病患者中，持续的高血糖使 AGEs 不断堆积，进而促进 AS 的发生发展。

AGEs 可通过直接捕获蛋白质以及引起蛋白质之间发生交联，从而导致 LDL 等促 AS 颗粒在动脉壁的沉积。此外 AGEs 还可通过增加中性粒细胞氧自由基的产生和增加中性粒细胞 NADPH 氧化酶活性，促进血管氧化应激。而氧化应激可加快氧化型 LDL（ox-LDL）产生，而 ox-LDL 与巨噬细胞表面清道夫受体结合可促进泡沫细胞生成，诱导早期脂纹形成。

RAGE 及其配体在粥样斑块中高表达，特别是在病变处的内皮细胞和平滑肌细胞中，AGEs 与 RAGE 结合是诱发 AS 的一条重要途径。AGEs-RAGE 介导的病理过程的启动可能涉及多种信号转导通路，如 p21ras、MAPK 和 P13 激酶等，这些信号通路在导致 AS 过程中的作用不断被证实，如 Sun 等用糖基化血清白蛋白干预人内皮祖细胞发现 RAGE 和 NF-κB 表达上调，而这种效应可被 MAPK 磷酸化蛋白家族成员的 p38、ERK1/2 和 JNK 的抑制剂明显抑制。也有研究显示 AGEs 上调 RAGEs 和清道夫受体-A 表达进而通过 JNK 通路促进树突细胞（DCs）成熟，并且增强其刺激 T 细胞增殖和分泌细胞因子的能力，诱发炎症，促进动脉管壁病理改变。

2.3.5 AGEs 抑制剂

根据 AGEs 致病机制，目前正在开发的 AGEs 抑制剂包括 AGEs 生成抑制剂、AGEs 断裂剂和 RAGE 阻断剂。如研究较多的 AGEs 生成抑制剂氨基胍，其在体内外实验中均展现出对血管并发症的改善作用。AGEs 交联阻断剂临床结果也显示了较好的安全性和有效性，可以逆转糖尿病患者 AS 和 DN，而 RAGE 阻断剂在动物实验中可以抑制 AGEs 的活化，以减轻 AGEs 引起的炎症反应。现代研究提示 AGEs 导致的病理生理学改变是可以逆转的，新的 AGEs 交联断裂剂可能在未来临床治疗中发挥重要作用。然而，现在进入临床的 AGEs 靶点药物仍比较有限，因此需要深入研究机制以利于开发新药物。

2.4 sRAGE 与糖尿病慢性并发症

2.4.1 sRAGE 水平与 DCC

糖尿病患者 AGEs 水平升高，上调细胞 RAGE 的表达，使 sRAGE 产生增多。产生的 sRAGE 是结合 AGEs 所需的 sRAGE 的 1/1000，不能完全消除循环中的 AGEs，但血浆 RAGE 可以反映组织 RAGE 表达并估计 AGEs 水平。目前 ELISA 法可检测人血浆总 sRAGE 水平及其组分之一的 esRAGE。Nakamura 等报道 2 型糖尿病（T2DM）患者血浆 sRAGE 高于健康志愿者，糖尿病并发冠心病患者又高于单纯糖尿病。另外，也有报道 T2DM 患者血浆 sRAGE 与 TNF-α、VCAM-1、MCP-1 呈正相关，血浆 AGEs 和 sRAGE 是影响 MCP-1 的两个独立危险因素。此外 RAGE 升高与糖尿病肾病严重程度相关，大量蛋白尿患者血浆 sRAGE 高于微量白蛋白尿、正常蛋白尿患者。而 Grossin 等报道 30 例欧洲 T2DM 伴微血管病变患者与对照组比较 sRAGE 水平明显下降。上述两种不同结果，可能与研究对象的年龄、人种、基因多态性、肾功能及独立影响 sRAGE 水平的疾病有关。

糖尿病患者中血浆 esRAGE 与总 sRAGE 的水平相反，1 型糖尿病（T1DM）患者血浆 esRAGE 水平较非糖尿病患者显著下降；且 T1DM 伴视网膜病变患者血浆 esRAGE 水平明显低于单纯 T1DM 患者。T2DM 患者血浆 esRAGE 水平较健康志愿者低；且血浆 esRAGE 下降可视为颈动脉粥样硬化的一项独立危险因素。虽然内源性 sRAGE 水平或 esRAGE 水平的改变不足以抵消 AGEs 的不良效应，但可反映糖尿病大血管和微血管病变并发症的状况，甚至有学者认为可能成为糖尿病血管并发症的标志物。

2.4.2 AGEs-RAGE 轴与 DCC 及 sRAGE 的防治作用

（一）糖尿病动脉粥样硬化

AGEs 通过多种途径促进糖尿病大血管动脉粥样硬化的发生发展：（1）AGEs 沉积于血管细胞外基质使血管弹性下降；（2）AGEs 沉积导致血浆低密度脂蛋白（LDL）清除障碍，LDL 水平升高；（3）AGEs 与 RAGE 结合产生 ROS，一方面使 NO 失活和内皮功能失调，另一方面激活血管内 NF-κB 而促进多种动脉粥样硬化相关基因如 ICAM-1、MCP-1、组织因子、VCAM-1、RAGE 等表达增加；（4）AGEs-RAGE 增强血管紧张素 II（angiotensin II，简称 Ang II）介导的平滑肌细胞增生。动物实验显示 sRAGE 有抗动脉粥样硬化作用。Wendt 等报道 ApoE 基因敲除的糖尿病小鼠可出现显著的动脉粥样硬化，给予腹腔注射 sRAGE（100μg/d）3～6 周后动脉粥样硬化面积显著缩小，动脉局部病变的黏附分子、炎症趋化因子、细胞因子、组织因子表达也减少；另外，非糖尿病的 ApoE 基因敲除小鼠中，腹腔注射 sRAGE 后也同样可减少动脉粥样硬化的面积；且 sRAGE 改善动脉粥样硬化独立于血糖和血脂水平。Soro-Paavonen 等报道 ApoE 基因及 RAGE 基因均敲除的小鼠，其动脉粥样硬化均减少，炎症反应被抑制，内皮功能改善。

（二）糖尿病视网膜病变

AGEs-RAGE 轴的异常激活与糖尿病视网膜病变关系密切。（1）周细胞凋亡及功能紊乱：糖尿病患者视网膜周细胞 AGEs 积聚，诱导氧化应激，直接导致周细胞凋亡，还可使 RAGE 水平上调、氧化应激进一步地增强。这种正反馈调节恶化了 AGEs 在周细胞中的细胞毒作用。另外，AGEs 刺激周细胞血管内皮生长因子（VEGF）表达，破坏了血-视网膜屏障，视网膜血管渗透性增强。（2）炎症：AGEs 积聚诱导内皮 ICAM-1 和 MCP-1 的表达上调，导致白细胞黏附及血-视网膜屏障功能失调。（3）微血栓形成：

AGEs 与 RAGE 结合，抑制了前列环素产生并诱导纤溶酶原激活物抑制因子 -1 产生，使血小板聚集、纤维蛋白凝聚，微血管血栓形成，加重视网膜缺血；视网膜缺血触发视网膜细胞 VEGF 过表达，加重糖尿病视网膜病变。

（4）刺激内皮细胞生长：AGEs 与 RAGE 结合后直接刺激微血管内皮细胞生长，导致视网膜血管增殖。

Barile 等报道 ApoE 基因敲除的 T2DM（bd/db）小鼠与仅 ApoE 基因敲除或仅 T2DM 小鼠对比，前者血脂升高更显著，血管功能失调，视网膜无细胞毛细血管及周细胞鬼影增加，视网膜电流图中震荡电位变化及 b-波潜伏期延长；在这些高血脂高血糖小鼠中 AGEs 及 RAGE 表达均显著升高；予腹腔注射 sRAGE 后这些小鼠视网膜神经功能显著改善，无细胞毛细血管及周细胞鬼影均明显减少。Kaji 等研究显示转 RAGE 基因的 T1DM 小鼠与野生型小鼠或仅糖尿病小鼠对比，出现更显著的血管-视网膜屏障重度破坏、白细胞停滞、视网膜 VEGF 及 ICAM-1 过度表达；给予连续 14d sRAGE 腹腔注射后血-视网膜屏障损害明显减少，白细胞停滞及 ICAM-1 的表达均降低，提示 sRAGE 可减轻糖尿病小鼠早期视网膜病变。

（三）糖尿病肾病

AGEs-RAGE 轴在糖尿病肾病的发病机制也是多方面的：（1）系膜细胞凋亡：AGEs 积聚加快系膜细胞凋亡，肾小球滤过率增加。（2）氧化应激与炎症：AGEs-RAGE 通过产生 ROS 而刺激 MCP-1 在肾小球系膜细胞过表达。早期糖尿病肾病观察到 MCP-1 过表达及肾小球血管系膜细胞中单核细胞的渗出。（3）基质蛋白质分泌增加：给健康小鼠注射 AGEs 蛋白 4 周后显示，小鼠肾小球肿大并有Ⅳ型胶原、层粘连蛋白，纤维蛋白过表达，改变基质—基质及基质—细胞间作用，参与糖尿病肾小球硬化发病。基质蛋白表达增加与 AGEs 刺激胰岛素样生长因子-Ⅰ、胰岛素样生长因子-Ⅱ、血小板源生长因子、TGF-β 表达增加相关。（4）肾脏局部 RAS 的激活：AGEs-RAGE 通过 TGF-β-Smad 信号通路使肾脏局部 RAS 激活，系膜细胞 AngⅡ 分泌增加，通过自分泌诱导肾小球系膜细胞增生和纤连蛋白合成。

AGE 还通过 Ang II –结缔组织生长因子途径在肾间质纤维化过程中诱导有丝分裂和胶原产生。应用 Ang II 1 型受体奥美沙坦酯改善了注射 AGEs 大鼠的肾小球硬化及肾小管损害，支持 AGEs 诱导糖尿病肾病部分经由 RAS 的激活。

Wendt 等报道 13 周龄的 bd/db 糖尿病小鼠予腹腔注射 sRAGE（50μg/d）至 27 周，与对照相比，尿蛋白量少、肾小球系膜细胞肿胀程度及肾小球基底膜增厚程度轻、足细胞 VEGF 表达也下降。另外，RAGE 基因敲除小鼠模型研究也显示 RAGE 基因缺失可延缓或阻止糖尿病肾病发生发展。

（四）糖尿病神经病变

高糖状态下，AGEs 在周围神经中沉积增加，首先促进神经的结构蛋白及功能蛋白糖基化，蛋白结构改变表现为轴突转运减少、轴突变性，有髓纤维密度下降。其次，AGEs 可使神经血管内皮通透性增加，NO 活性下降，使血管渗出及舒张功能障碍，导致局部神经缺血。AGEs 与 RAGE 结合还产生 ROS，激活 NF–κB、IL–6、TNF–α、TGF–β、胰岛素样生长因子、VCAM–1、ICAM–1 等释放及表达上调，加重神经细胞血管的损伤，导致脉管炎性神经病变。

sRAGE 干预在糖尿病动物模型中对改善神经病变有一定效果。应用 sRAGE 干预因急性挤压伤致坐骨神经损伤的小鼠，坐骨神经出现再生，肌电图记录显示神经运动感觉障碍及减少的有髓纤维密度均有改善，提示 sRAGE 对小鼠神经细胞的损伤修复有一定帮助。长期应用 sRAGE 可以阻止糖尿病小鼠感觉功能丧失。这提示 sRAGE 对小鼠糖尿病周围神经病变有一定作用。

（五）糖尿病心肌病变

糖尿病患者心脏血管、心肌细胞及浸润炎症细胞均有 RAGE 表达。

sRAGE 可减少糖尿病小鼠离体心脏缺血/再灌注引起的损伤；Aleshin 等的小鼠体内实验显示：短暂结扎冠状动脉左前降支的缺血/再灌注损伤引起的心肌梗死、左心功能障碍，sRAGE 干预后心肌梗死面积明显缩小，超声心动图显示左心功能障碍得到改善。Andrassy 等利用 RAGE 基因敲除小鼠心脏无 RAGE 表达，可观察到 RAGE 基因敲除小鼠心肌缺血/再灌注损伤程度较野生型小鼠轻。有趣的是，RAGE 的 S100 配体（S100A8，S100A9）可通过 RAGE 对内毒素的调节使小鼠心肌收缩力减弱。综上所述，sRAGE 可作为特异性治疗小鼠糖尿病及内毒素心肌病变的手段。

sRAGE 作为直接靶点药物还没有进入临床试验，但常用的降糖、降压和调脂药物可影响血浆 sRAGE 水平。Forbes 等报道 T1DM 患者接受安慰剂、硝苯地平及培哚普利三组对比，培哚普利组血浆 sRAGE 升高，AGEs 下降，作者认为 ACEI 在降压同时对糖尿病增生性视网膜病变也有益。Santilli 等报道他汀类治疗 8 周后高胆固醇血症伴冠心病患者血浆 sRAGE 水平高于未治疗组。Tan 等结果显示 T2DM 患者接受罗格列酮治疗半年后，血浆 sRAGE 及 esRAGE 水平高于治疗前，并呈剂量依赖性。

综上所述，AGEs-RAGE 轴与 DCC 有关，sRAGE 和 RAGE 竞争性与 AGEs 结合，阻断 AGEs 被激活后的一系列细胞信号转导通路，抑制了 AGEs 的不良效应。动物实验已显示 sRAGE 对减轻糖尿病动脉粥样硬化、糖尿病视网膜病变、糖尿病肾病及糖尿病神经病变有一定作用，为糖尿病大血管和微血管并发症防治提供新的方向；另外，sRAGE 及 esRAGE 也开始用于糖尿病临床检测，sRAGE 在 DCC 的临床价值将拭目以待。

3 RAGE 的结构和功能

RAGE 是一种膜蛋白，属于免疫球蛋白家族，由 400 多种氨基酸组成，分子量为 43kD，分胞外段、跨膜段和胞内段，在单核-巨噬细胞、血管内皮细胞、肾系膜细胞、神经细胞及平滑肌细胞等细胞中普遍表达。RAGE 作为信号转导受体介导 AGE 和其配体在细胞表面结合，激活细胞内多种信号转导机制，在糖尿病慢性并发症、透析相关性淀粉样变（DRA）、阿尔茨海默病（AD）、动脉粥样硬化等疾病发生中起了重要的作用。对 RAGE 结构和功能的认识可能为这些疾病的防治提供新的靶位，因此具有重要的意义。

随着分子生物学、分子免疫学、细胞信号转导理论等领域的发展，有关 AGE 及 RAGE 的结构及其对各种疾病病理机制作用的研究也逐步深入。AGE 这一概念是 1984 年由美国的 Vlassara 等首先提出用以描述体内糖和蛋白质之间的 Maillard 反应中产生的棕色荧光产物。现在，AGE 这一概念已被广泛用于描述 Maillard 反应产物（Thornally A 等，1998）。

3.1 RAGE 的基因结构

Sugaya 等（1994）确认了人 RAGE 基因位于 6 号染色体，位于 II 型与 III 型主要组织相容性复合物（MHC）基因之间，含有 11 个外显子；RAGE 基因启动子含有 3 个核因子-κB（NF-κB）的结合位点，其中 2 个位点参与了 RAGE 基因的表达与调控，与之相连的还有 γ-干扰素反应元件和核因子-白介素-6（IL-6）DNA 结合序列（Thornalley PJ, et al., 1999）。Neeper 等（1992）鉴定了 RAGE 的 cDNA 序列。牛 RAGE cDNA 为 1440bp，人 RAGE cDNA 为 1406bp。人、牛、大鼠、小鼠的 RAGE cDNA 序列高度同源，约 90%相似，其中人和牛的 RAGE cDNA 的一致性达 83.6%。

3.2 RAGE 的蛋白结构

RAGE 是一完整的膜蛋白，由 400 多个氨基酸（牛 416，人 404）组成，由较大的细胞外段（牛 332 个氨基酸残基，人 321 个氨基酸残基）、跨膜段（19 个氨基酸残基）及短的细胞内段（牛 43 个氨基酸残基，人 41 个氨基酸残基）3 个部分构成，如图 3-1（Schmidt AM，et al.，2001）。氨基酸序列分析表明，RAGE 为免疫球蛋白超家族的新成员，它与免疫球蛋白超家族中的 MUC18 糖蛋白、神经细胞黏附分子（nevre cell adhesion moelcul，NCAM）及 CD20 胞内部分的氨基酸序列高度相似。可溶性 RAGE（soluble RAGE，sRAGE）即 RAGE 胞外段，为配体结合部位，具有 V 型片段紧接两个 C 型片段的免疫球蛋白样结构，每个都含有一对保守的半胱氨酸残基，V 型片段还含有两个与 N-偶联的糖基化位点，这些对于 RAGE 分子结构的稳定性和特异识别配体的功能具有重要意义。在胞外段之后是一个跨膜区和一条高度电荷的胞质尾巴。胞内段 RGA 与 B 细胞激活标记 CD20 具有高度同源性，该段很可能在配体占领受体后结合胞浆内信号转导分子，产生细胞效应。

缺乏细胞内结构域的 RAGE（dominate negative RAGE，DN-RAGE）和 sRAGE 也可以和 RAGE 的配体结合，但却缺乏 RAGE 激活后的信号转导，所以不产生相应的生物学效应（Hofmann M，et al.，1999；Kislinger T，et al.，1999；Taguchi A，et al.，2000），因此，sRAGE 正成为当前研究的重点。

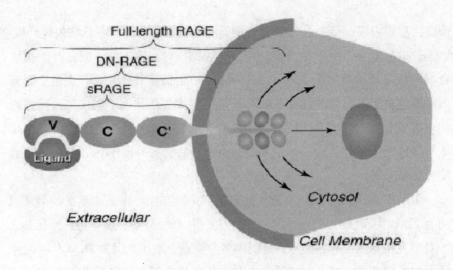

图 3-1 RAGE 膜蛋白结构（J Clin Invese， 2001）

3.3 sRAGE 的研究进展

RAGE 属于细胞表面分子免疫球蛋白超家族多配体受体成员，其广泛分布在单核-巨噬细胞、内皮细胞、平滑肌细胞、肾小球系膜细胞、肿瘤细胞、星形胶质细胞、T 淋巴细胞等细胞表面，作为一种细胞信号转导受体与多种配体结合激活 p21RAS、p38 丝裂原活化蛋白激酶（p38MAPK）、NF-κB 等主要的细胞信号转导途径而诱导细胞功能紊乱，参与糖尿病并发症、高血压及肿瘤等多种病理过程。sRAGE 是 RAGE 的内源分泌型，其缺失受体膜镶嵌区域和胞内段，可出现在循环血液中。实验研究发现，sRAGE 可与 RAGE 竞争结合其配体，抑制 RAGE 诱导的细胞信号转导途径，对多种病理状态有保护作用。

3.3.1 sRAGE 的结构及来源

研究发现主要存在 3 种 RAGE 剪接变异体：已知的全长膜结合型、截去 N 端膜结合型和截去 C 端可溶型。全长膜结合型含有完整的胞外段、膜镶嵌区和胞内段；截去 N 端膜结合型含有膜镶嵌区和胞内段，缺失胞外段 V 区；sRAGE 为 RAGE 胞外段，缺少跨膜镶嵌区和胞内段。截去 N 端膜结合型和截去 C 端可溶型 2 种剪接变异体可与全长型 RAGE 一起表达于血管内皮细胞膜上。不同的细胞 RAGE 剪接变异体表达比例不同，在内皮细胞 sRAGE 含量最高，而在周围细胞全长型含量最高。全长膜结合型和 sRAGE 能与多种配体结合，截去 N 端膜结合型由于缺失胞外段 V 区，与配体结合能力明显减弱。

sRAGE 由 RAGE mRNA 选择性剪接产生，在循环中表达丰富，半衰期约为 22h，为楔状可溶片段（V–C–CV），由 1 个 V 型免疫球蛋白样区和 2 个 C 型免疫球蛋白样区组成，是配体结合位点，尤其 V 区是 sRAGE 与配体结合的关键部位。Malherbe 等最先在人胚胎肺组织中发现了人 sRAGE，该剪接变异体在第 3 外显子 3′ 段拼接部位切除第 2 内含子，导致 42 核苷酸缺失，5′ 段拼接部位切除第 7 内含子，第 7 外显子 29 核苷酸延伸，外显子 8 移位。为了定量测定编码 RAGE 和 sRAGE 的 RAGE 转录子水平，Schluetera 等利用 RT–PCR 技术发现至少有 3 种不同长度的 cDNA 片段编码 sRAGE，这些片段被命名为 sRAGE1、sRAGE2 和 sRAGE3。对这些片段进行克隆和序列分析发现，其与 RAGE cDNA 有高度的序列同源性。以编码完整 RAGE 受体的 RAGE 转录子表达水平作为标准，与编码总的 sRAGE（sum sRAGE，SsRAGE）的 RAGE 转录子比较，RAGE 与 SsRAGE 的比值在 0.56（淋巴结）和 1.72（子宫肌层）之间。在转录水平上 RAGE 与 SsRAGE 的比例不同提示了蛋白质水平上的差异。由此推断 RAGE 信号转导途径要比目前所了解到的复杂得多。

内皮细胞可能是 sRAGE 的主要来源，平滑肌细胞及循环血液中的炎症细胞如单核细胞和淋巴细胞也可能产生 sRAGE。

3.3.2 sRAGE 和 AGEs、RAGE 的关系

高血糖可引起循环蛋白，如血红蛋白、血清白蛋白以及包括细胞外基

质和细胞膜成分的组织蛋白，发生非酶糖基化反应。高血糖的葡萄糖分子，在非酶促条件下化学性地通过 Schiff 碱基反应，共价相连于游离的氨基基团上，然后经异构化形成较为稳定的酮氨键结合物，即 amadori 产物。amadori 产物或其 amadori 降解的各种高度活性的羰基化合物，可与其他游离氨基基团起反应，形成 AGEs。AGEs 在化学上是不可逆的，一经形成，则不断沉积于组织中，通过被修饰蛋白结构和功能的变化及与特异的 AGE 受体结合，影响胞内信号转导，刺激细胞因子释放等发挥致病效应，在糖尿病并发症如糖尿病肾病和老龄化等情况下水平升高。

AGEs 和 RAGE 相互结合，激活 p21RAS 和 p38MAPK 等细胞信号转导途径，诱导氧化应激并激活 NF-κB。NF-κB 是多种"损伤反应基因"的多效转录调节因子，它的激活可引起靶细胞中这类基因的表达，诱导产生多种损伤因子，产生致病效应。越来越多的证据表明，AGE-RAGE 系统在糖尿病血管并发症的发生、发展中起重要作用。

sRAGE 可与 AGEs 结合阻断其细胞表面受体活性，降低 AGEs 对组织细胞的损伤作用。在糖尿病小鼠模型观察到，AGEs 可沉积于肾小球系膜上，而 RAGE 呈高表达，过度表达的 RAGE 加速了肾小球硬化的发展。给予 RAGE 遗传缺失小鼠或糖尿病 db/db 小鼠 sRAGE 后，肾小球系膜膨胀和肾小球硬化程度明显减轻。

3.3.3 sRAGE 与疾病的关系

（一）sRAGE 与糖尿病的关系

糖尿病血管病变的病理生理基础是内皮细胞、血管平滑肌细胞和血小板功能异常。高血糖、高游离脂肪酸及胰岛素抵抗等激发了血管紊乱的分子机制，包括一氧化氮（NO）生物活性降低、氧化应激反应增强、细胞内信号转导紊乱及 RAGE 激活等。Cipollone 等报道在糖尿病动脉粥样硬化斑块中 RAGE 表达上调，且在动脉粥样硬化斑块易损区的巨噬细胞中，RAGE、环氧化酶-2（Cox-2）及基质金属蛋白酶（MMP）等表达增加。斑块中 RAGE 的表达和糖基化血红蛋白（HbA1c）水平呈线性相关。AGEs 与 RAGE 相互作用，诱导了一系列炎症前因子的过度表达，包括内皮素-1、组织因子、MMP 和 TNF-α 等，从而放大了血管炎症反应，加速了动脉粥样硬化进程。

Bucciarelli 等给予糖尿病载脂蛋白 E 缺失小鼠 sRAGE，发现动脉粥样硬化斑块面积减小、稳定性增加，同时观察到单核-巨噬细胞和平滑肌细胞活性减弱。Goova 等应用纯化鼠的 sRAGE 阻滞 RAGE，可抑制细胞因子、TNF-α、IL-6 及 MMP 的过度表达，从而抑制 RAGE 介导的细胞信号转导和炎症反应。糖尿病患者普遍存在血管通透性升高，在体内给予 sRAGE 可阻止糖尿病啮齿类动物的血管通透性升高和高纤维蛋白原血症。有学者发现在肾功能不全尤其是终末期肾功能衰竭患者中，血清 sRAGE 水平增加，而 Yamamoto 等研究发现 sRAGE 可改善糖尿病大鼠肾病及动脉硬化，其原因还有待进一步研究。

（二）sRAGE 与冠状动脉疾病的关系

Falcone 等以两组年龄匹配的无糖尿病的意大利男性为研究对象，结果发现内源性 sRAGE 低水平与冠状动脉疾病危险性增高相关，而且在校正了脂质水平和非糖尿病性动脉粥样硬化危险因素后，这种相关性依然存在。经统计分析显示，sRAGE 的水平与冠状动脉疾病的关系呈"剂量依赖性"，sRAGE 水平极低的个体发生冠状动脉疾病的危险性增高。进一步分析低密度脂蛋白胆固醇水平正常的亚组，证实 sRAGE 水平与发生冠状动脉疾病危险性之间存在独立相关性，该结果提示 sRAGE 有可能成为继 C-反应蛋白（CRP）后评估冠状动脉疾病危险性的又一灵敏指标。

（三）sRAGE 与高血压的关系

Geroldi 等研究发现，与血压正常的对照组相比，非糖尿病性高血压患者血浆 sRAGE 浓度较低，sRAGE 水平与血压呈负相关，在控制了其他可能的混杂因素后，这种负相关依然存在，并发现血压是血浆 sRAGE 浓度的一个有力的、独立预测因素。尽管 sRAGE 水平与血压呈独立负相关的机制尚不清楚，但它们间的这种联系提示 sRAGE 水平降低可能对动脉的顺应性产生不利影响。

在原发性高血压大鼠中血管平滑肌细胞 AGEs 含量升高。AGEs 可能通过几种不同的机制引起血管硬化，如通过与胶原分子形成交联并与其细胞表面受体 RAGE 相互作用。研究表明，阻止 AGEs 形成可有效地减少血管硬化和心肌梗死。这些结果提示，AGEs-RAGE 相互作用在非糖尿病性血管病变的发生、发展中起重要作用。sRAGE 可与 RAGE 竞争与 AGEs 结合，阻断细胞表面受体活性及交联形成，可能对血管硬化有防治作用。

（四）sRAGE 与肿瘤的关系

HMGB1，又称 amphoterin，是 RAGE 的另一个细胞信号转导配体，为细胞表面 DNA 结合蛋白，与 RAGE 在肿瘤细胞上相互作用，通过刺激肿瘤细胞迁移、侵袭、增殖和基质金属蛋白酶生成而加速肿瘤生长和转移。Taguchi 等在小鼠植入性肿瘤及自发性肿瘤中，发现给予 sRAGE 可阻止 HMGB1 与 RAGE 的相互作用，抑制 p44/p42、p38MAPK 的激活，从而减缓肿瘤的生长和转移。

3.4 RAGE 介导的信号转导途径

RAGE 作为信号转导受体介导 AGE 和其配体结合在细胞表面，激活细胞内部各种信号转导机制。Lander（1997）指出，AGE-白蛋白能够在表达有 RAGE 的鼠肺动脉平滑肌细胞中激活 p21RAS，而未被糖基化的白蛋白则没有这种作用；相反，抑制相关质膜上的 p21RAS 或使半胱氨酸 118 变为丝氨酸则能够阻断这一转导途径，说明 p21RAS 参与了信号转导。Yeh 等通过对羧甲基赖氨酸（carboxymethyl lysine，CML）修饰的人血清白蛋白（human serum albumin，HSA）的一系列实验表明，CML-HSA 激活了 NF-κB 在单核细胞 THP-1 中的转录活性，而如果以两种突变型 RAGE：一种为缺失了整个胞内段的 RAGE-365t，另一种为只保留部分胞内段序列的 RAGE-372t 来代替野生型 RAGE，会阻断 CML-HSA 诱导 NF-κB 产生，说明 CML-HSA 介导的 NF-κB 转录活性需要 RAGE，而 RAGE 完整胞内段在信号转导中具有重要作用。若以细胞外信号调节激酶 1/2（extracellular signal-kinasel1/2，ERK1/2）抑制因子、p38MAPK 抑制因子作用，则完全阻断了 CML-HSA 诱导的 NF-κB 活性；蛋白酪氨酸激酸（protein tyrosine kinase，PTK）抑制因子能够部分却非常有效地阻断（约 35%）其活性。据此，他们提出了 RAGE—p38MAPK—NF-κB—细胞因子—炎症反应的转导通路。此外，当 AGE 与 RAGE 结合后，可诱导发生氧化应激（彭卫华等，2000），产生大量氧自由基，从而激活对氧自由基敏感的转录因子 NF-κB。此外，在单核-巨噬细胞、平滑肌细胞、神经元等靶细胞中及心、肺、肾、肝、脑等一系列器官中都有 RAGE 介导的氧化应激发生，证明 AGE 与其受体诱导的氧化应激广泛存在于具有 RAGE 的各靶细胞上（鲁瑾等，1999）。因此，目前认为 PTK、p21RAS、ERK1/2、p38MAPK、氧自由基、NF-κB 构成了 RAGE 介导的信号转导途径。

RAGE 最初只被认为是 AGEs 的受体，随着研究的不断深入，更多的 RAGE 配体被发现，包括 β-淀粉样蛋白（β-AP）、两性蛋白（amphoterin）、S100/钙粒素（S100/calgranulin）及 CML 修饰蛋白（Hofmann M，et al.，1999）。因此，不同的配体与 RAGE 的结合可激活不同的信号转导途径，从而产生不同的生物学效应。

3.4.1 活性氧依赖的 RAS/MAPK-NF-κB 信号途径

研究表明，当配体与 RAGE 结合后细胞内活性氧（ROS）产生增加，从而使细胞出现氧化应激。体内和体外研究证实，AGEs 和 RAGE 结合后会形成硫代巴比妥酸反应物（TBARS），增加血红素降解的限速酶——血红素氧合酶-1（heme oxygenase，HO）的 mRNA 水平，该作用可被抗 RAGE 多肽完全抑制。目前，RAGE 和配体结合后激活 NADPH 氧化酶和诱导型一氧化氮合成酶（iNOS）已得到确认（Wautier MP, et al., 2001；Dukic-Stefanovic S, et al., 2003）。Wautier 等证实，CML 可刺激血内皮细胞产生过氧化氢（H_2O_2）和 VCAM-1，而相关的反应体系中加入 NADPH 氧化酶抑制剂——DPI、L-NMMA 及抗 RAGE 抗体、sRAGE 后，则完全阻断了 H_2O_2 和 VCAM-1 的产生。Dukic-Stefanovic 等以 AGEs 修饰的鸡卵清蛋白刺激小鼠 N-11 细胞，发现 N-11˙细胞内 NO 的产生增加并且呈剂量和时间依赖方式。使用 iNOS 抑制剂 L-NIL、L-NAME 能抑制 70%~80% 的 NO 的产生，而使用抗 RAGE-IgM、氨基胍、p44/42MAPK 抑制剂和 NF-κB 的抑制剂能完全阻断 NO 的产生。

MAPK 家族的 3 种激酶：p38MAPK、ERK1/2、C-JNK/SAPK 可介导多种细胞信号的转导。目前研究已经证明，RAGE 激活后能使 ERK1/2 磷酸化（Dukic-Stefanovic S, et al., 2003；Zill H, et al., 2003），这种磷酸化可能是 p21RAS 依赖的。激活的 RAS 使 ERK1/2 上游的 MEK1/2 第 217 位和第 221 位丝氨酸磷酸化，进而引起 ERK1/2 磷酸化。同时近来使用重组 ERK2 和亲和色谱层析技术则发现 RAGE 不仅通过 RAS 激活 ERK1/2，而且 RAGE 的 C 端靠近跨膜区的 18 个氨基酸的结构特点和 ERK2 的配体相似，可以和 ERK2 直接结合使 ERK2 磷酸化（Ishihara K, et al., 2003）。而 p38MAPK 和 C-JNK/SAPK 是否可以被 RAGE 激活尚有争论，有研究认为不同类型的细胞可能有不同的结果（Treins C, et al., 2001；Yeh C, et al., 2001）。MAPK 激酶磷酸化后进一步诱导 IκB 磷酸化，使 NF-κB/IκB 复合物中的 IκB 迅速被泛素-蛋白酶降解，从而释放 NF-κB 进入细胞核，诱导细胞因子、黏附分子和生长因子等基因的转录。

3.4.2 Cdc42-Rac 信号途径

RAGE 介导的 Cdc42-Rac 信号途径主要存在于神经元细胞中，作为 RAGE 的主要配体，Amphoterin 和 RAGE 结合后可以诱导神经元轴突的生长。研究发现，使用 ROS 抑制剂 NAC 或 ERK 抑制剂 PD98059 可以抑制 NF-κB 的激活，但是不能抑制 Amphoterin 与 RAGE 相互作用诱导的神经元细胞的轴突生长；相反，使用突变型 Rac 或突变型 Cdc42 转染细胞并过度表达后，虽不能抑制 NF-κB 的激活，但完全抑制了神经元细胞轴突的生长，提示 Cdc42—Rac 信号途径完全独立于 ROS—MAPK—NF-κB 的信号转导途径（Huttunen HJ，et al.，1999）。

3.4.3 JAK/STAT 信号途径

Huang 等使用 AGEs 刺激 NRK-49F 细胞 15~60min，细胞的 JAK2 的酪氨酸磷酸化并进一步激活 STAT1 和 STAT3 磷酸化。使用 RAGE 的反义寡核苷酸处理细胞，在降低 RAGE 的表达的同时降低了 JAK2、STAT1 和 STAT3 的磷酸化水平，使用 STAT1 和 STAT3 的 Docoy 寡聚核苷酸以及 RAGE 的反义寡聚核苷酸能同样减少 AGEs 诱导的胶原产生（Huang JS，et al.，2001）。最近有研究发现，使用 AngII 刺激血管平滑肌细胞诱导的 JAK2 磷酸化水平能够被 S100B 蛋白显著地增加，并且这种效果能完全被 RAGE 抗体所阻断（Shaw SS，et al.，2003）。

3.4.4 RAGE 信号途径与其他信号途径的交联

有研究表明，RAGE 和 AGEs 结合后能上调 TGF-β 依赖的 CTGF 的表达（Aronson D，et al.，2002）。表明 RAGE 信号可以和 TGF-β -Smad 信号途径发生交联。信号交联可以分别发生在 TGF-β 水平和 Smad 蛋白水平（Forbes JM，et al.，2003；Li JH，et al.，2004）。免疫组化研究证明，使

用 AGEs 交联裂解剂——ALT-711 处理 1 型糖尿病大鼠可以明显减少肾组织 TGF-β 的产生。RAGE 除了通过影响 TGF-β 的表达外，也可以以非 TGF-β 依赖方式直接影响 Smad 蛋白。使用 AGEs 刺激肾小管上皮细胞，发现 Smad2 和 Smad3 磷酸化发生于刺激开始后 15min，而 TGF-β 受体缺失细胞也可以在 AGE 刺激 15min 时发生 Smad2 磷酸化，并且可以被 RAGE 抗体以及 ERK1/2 抑制剂 PD98059 和 P38MAPK 抑制剂 SB203580 完全抑制（Li JH, et al., 2004）。

3.5 RAGE 的细胞学效应

AGE 不仅存在于组织中，也存在于血液和尿液中，这说明 AGE 是在细胞和组织中形成，经沉积、降解，最后部分由肾脏清除。而抗 RAGE 抗体能阻断这一过程，说明 RAGE 能够对 AGE 进行结合、内吞，并使其降解。这也是 RAGE 最基本的功能。这一功能在单核-巨噬细胞、血管内皮细胞、肾系膜细胞、神经细胞及血管平滑肌细胞等细胞中均有表现。

3.5.1 单核-巨噬细胞

RAGE 最早是在单核-巨噬细胞上发现的（鲁瑾等，1999）。作为职业清道夫，单核-巨噬细胞通过其细胞表面的 RAGE 识别、内吞并降解清除 AGE。体内和体外实验均证实，在 RAGE 的介导作用下，AGE 对单核细胞具有选择性趋化作用。体内实验可见 AGE 引起单核细胞穿过正常的内皮层到达 AGE 注射点。体外实验发现，在完整的内皮细胞层或平滑肌细胞层一侧孵育 AGE 后可引起另侧单核细胞跨膜转移明显增加，这种 AGE 引起的单核细胞在内皮下游走和沉积，可能与动脉粥样硬化的早期变化有关。这也可解释糖尿病患者或老年人当内皮未受损伤时内源性的 AGE 仍可引起单核细胞聚集的现象。此外，AGE-β_2M 能通过 RAGE 介导的作用刺激单核-巨噬细胞产生 NTF-α 等促炎症细胞因子。而 AGE-β_2M 是透析相关性淀粉样变（DRA）时淀粉样沉积物的主要成分。因此，RAGE 对 DRA 的发生及相关病变具有重要作用。

3.5.2 血管内皮细胞

正常血管内皮仅少量表达 RAGE 抗原及 mRNA，而在糖尿病或其他原因引起的闭塞性血管病变中 RAGE 抗原及 mRNA 的表达明显增强。与单核–巨噬细胞不同,血管内皮细胞的 RAGE 对 AGE 主要是跨细胞转运的作用(Li 等，1997)。血管内游离的 AGE 与血管内皮细胞接触后，与其上面的 RAGE 结合，被血管内皮细胞内吞且跨血管内皮沉积于内皮下组织，与内皮下细胞外基质蛋白相互交联，导致血管基底膜结构和功能的改变。同时；血管内皮细胞上的 RAGE 与 AGE 结合后，能够改变血管内皮细胞的形态和细胞骨架，使细胞之间形成裂隙，增加血管的通透性，大量蛋白可在血管壁上沉积，进而加重血管基底膜的增厚变硬。

3.5.3 肾小球系膜细胞

Skolnik 等（1991 ）首先发现人和大鼠肾小球系膜细胞上具有 AGE 特异结合位点，即 RAGE，并发现肾小球系膜细胞与 AGE 共同孵育后可产生纤维连接素，从而提示肾小球系膜细胞上的 RAGE 可介导肾小球系膜细胞的功能改变，与糖尿病肾病的发生密切相关。此后，vlassaar 等进一步指出，肾小球系膜细胞上的 RAGE 可诱导其他多种基质成分的产生，主要是构成基底膜的成分，如Ⅳ型胶原等。因此，糖尿病中 AGE 在肾脏的大量累积，可通过肾小球系膜细胞上的 RAGE 介导大量增殖基底膜成分，导致肾小球硬化发生。

3.5.4 成纤维细胞

AGE-β_2M 是透析 DRA 时沉积物中的主要成分（Miyata 等，1993）。侯凡凡等的研究第一次证实，AGE-β_2M 能通过 RAGE 介导的作用与人成纤维细胞结合，提示成纤维细胞也是 AGE-β_2M 生物学作用的靶细胞。AGE-β_2M 刺激成纤维细胞增殖的作用可被抗 RAGE 抗体所抑制，表明其是由 RAGE 所介导的。这说明除单核-巨噬细胞外，AGE-β_2M 也可能通过与成纤维细胞的相互作用参与 DRA 的发病过程。

3.5.5 神经细胞

Li 等（1998）经研究发现，锥体神经元和神经胶质细胞中也存在 AGE 受体。在生理情况下，RAGE 能介导机体对 AGE 修饰蛋白进行降解和清除。当 AGE 的聚集增多时，可刺激胶质细胞产生主要炎症因子 GM-CSF，从而上调 AGE 受休。RAGE 在阿尔茨海默病病灶中的高表达（Zimmemran 等，1995）及在该病患者外周血中检出高水平的 AGE 强烈提示它们在发病学中的内在联系（Thome 等，1996）。

3.5.6 平滑肌细胞

在 RAGE 的介导作用下，平滑肌细胞能产生多种促细胞分裂因子，其中血小板源性生长因子（platelet derived growth factor，PDGF）、纤维细胞生长因子和肝素结合表皮生长因子样生长因子对大血管病变，特别是动脉粥样硬化的发生具有重要意义。

3.5.7 RAGE 与衰老

既往的许多研究表明，即使在正常人体内，AGE 也会随着年龄的增加不断累积，说明 AGE 与衰老之间有密切关系。研究证实，AGE-β$_2$M 延缓人外周血单核细胞的自发性凋亡，在含有 AGE-β$_2$M 微环境中存活的单核细胞能够发育成巨噬样细胞，后者具有与正常组织巨噬细胞不同的表型特征，能够自发生成活性氧自由基和促炎症介质，与在促炎症细胞因子诱导下发育成熟的巨噬细胞十分类似。而 RAGE 在 AGE-β$_2$M 的生物学效应中起着重要的介导作用，这说明 RAGE 在一定程度上影响了细胞凋亡的发生。如何有效利用 RAGE 来延缓衰老是一个值得探讨的课题。

3.5.8 S100A12/EN-RAGE 在 RAGE 细胞效应中的意义

S100A12 又称新识别的细胞外 RAGE 结合蛋白（extracellular enwlyide intifed RAGE bidni portein，EN-RAGE），是最早发现的 S100/钙粒蛋白家族成员之一。以变形的小鼠巨噬细胞（BV-2 细胞）孵育 S100A12/EN-RAGE 可以产生 IL-1β 及 NTF-α。不论产生哪种细胞因子，在接下来的细胞转染表达负性支配 RAGE（dominant-negative，DN-RAGE）时会抑制细胞因子的表达，即使 BV-2 细胞上有野生型 RAGE 存在亦是如此。DN-RAGE 是一种突变的缺乏胞内尾巴的负性 RAGE。以抗 RAGEn IgG/F（ab^1）2 和 sRAGE 进行试验表明 RAGE 是 S100/钙粒蛋白家族一个重要的细胞反应位点。两者的结合和相互作用对炎症的发生具有重要意义。

综上所述，RAGE 在糖尿病及其慢性并发症、DRA、AD、动脉粥样硬化等疾病，特别是在糖尿病血管并发症的发生中起了重要的作用。随着对 RAGE 研究的不断深入，研究者们更加深刻地认识到，阻断 AGE-RAGE 的结合效应，对于这些疾病的预防和治疗具有重要的意义。抗 RAGE 抗体和 sRAGE 是公认的阻断剂。sRAGE 是 RAGE 的细胞外段部分，它可特异结合 AGE，但由于不具有胞内段部分，所以不介导生物效应。在体内，用可溶性的 RAGE 细胞外段治疗载脂蛋白 E 缺乏的糖尿病鼠，可完全抑制糖尿病性动脉粥样硬化的形成（Pakr 等，1998）。大量的体外实验也证实，sRAGE

对由 RAGE 介导的 AGE 所引起的血管通透性增加及氧化应激等反应有阻断作用。而抗 RAGE 抗体则是通过封闭细胞膜上的 RAGE，使其不能与 AGE 结合，从而达到 AGE 不能进入细胞的目的（Wautier 等，1996）。因此，利用抗 RAGE 抗体或 sRAGE 阻断 RAGE 介导的病理效应，将会为这些疾病的治疗提供一个新的方法。总之，RAGE 的发现及其结构、功能的研究，使上述疾病的发生机制得到了进一步的阐明，并为其预防和治疗提供了新的理论基础。

4 AGEs 及其受体在糖尿病免疫系统病变中的作用

目前,关于 AGEs 对免疫系统的研究主要集中在免疫细胞与各疾病的关系,长期高血糖导致机体 AGEs 蓄积过多,从而引起免疫系统的一系列病理生理变化。

4.1 AGEs 与单核-巨噬细胞

4.1.1 巨噬细胞对 AGEs 的摄取、清除作用

最早通过对巨噬细胞的研究发现了 AGEs 受体的存在,AGEs 的清除可由巨噬细胞通过其表面 AGEs 受体的特异性结合、识别、内吞并降解 AGEs,还可通过非特异性结合作用清除 AGEs。研究表明,巨噬细胞可通过其上的 AGEs 受体识别糖基化红细胞,并迅速清除 AGEs 修饰的红细胞,而对未修饰的红细胞则不能识别(Vlassara H,et al.,1987)。鼠 J774A-1 巨噬细胞能够摄取并降解结合型戊糖素,使之生成游离型戊糖素(Bassi AM,et al.,2002)。对 AGEs 代谢过程的研究发现,体内或体外形成的 AGEs 在肝内的浓度最高,肝内皮细胞、Kupffer 细胞以及实质细胞清除的 AGEs 分别占肝清除量的 60%、25%、10%~15%。体外试验发现,交联或单体 AGEs 被肝内皮细胞和 Kupffer 细胞有效摄取或降解,而上述作用可以被清道夫受体的配体所抑制。说明 AGEs 可通过肝内皮细胞和 Kupffer 细胞清道夫受体的介导被摄取和清除。另有研究表明,AGEs 与巨噬细胞的非特异性结合作用有利于 AGEs 的黏附、摄取以及清除,因而其可能与受体介导的特异性结合发挥同样重要的作用。因此,巨噬细胞水平对 AGEs 引起损伤的抑制作用会明显降低,尤其是在长期高血糖糖尿病患者。

4.1.2 AGEs 通过巨噬细胞介导的病理作用

（一）AGEs 促进血管并发症和动脉粥样硬化的形成

AGEs 的蓄积可刺激巨噬细胞及血管内皮细胞释放多种炎性细胞因子，增强机体炎症反应并促进血管并发症和动脉粥样硬化的形成。糖尿病及其他原因引起的闭塞性血管病变中，血管内皮细胞 RAGE 及其 mRNA 的表达明显增强（Sun M, et al., 1998），内皮细胞以其上的 RAGE 与血管中游离 AGEs 结合并将其转运、沉积于内皮下组织，造成 AGEs 的蓄积，进而增加血管的通透性并诱导内皮细胞基因表达的改变，诱导产生的细胞因子，如血栓调节素、组织因子、血管细胞黏附因子-1（VCAM-1）、单核细胞趋化蛋白-1（monocyte chemoattractant protein-1，MCP-1）蛋白分泌等，可进一步增加巨噬细胞趋化及其与内皮细胞间的黏附，形成一个正反馈循环，加剧病变的形成；AGEs 还诱导单核-巨噬细胞表达多种炎性因子，如 TNF-α、IL-1、组织因子（TF）以及血管内皮生长因子（VEGF）等（Pertynska-Marczewska M, et al., 2004），从而引起血管内皮增生及血管并发症。

AGEs 可促进巨噬细胞脂蛋白脂肪酶（LPL）的表达，有研究表明，巨噬细胞分泌的 LPL 可促进炎症因子 TNF-α 的表达，进一步增加单核细胞的黏附、促进血管内皮细胞增殖。亦有研究表明，AGEs 与 RAGE 结合，激活单核细胞，诱导多种转录因子，如 NF-κB 及基因的表达（Goldin A, et al., 2006），促进血管并发症的发生、发展。

在早期的动脉粥样硬化患者的泡沫细胞中可检测到大量的 AGEs。研究表明，巨噬细胞 ATP 结合转运体-1（ABCA-1）的功能可受 AGEs 影响，从而转运胆固醇的效率降低，而巨噬细胞的脂质吸收功能不受影响，造成巨噬细胞内大量脂质的沉积，促进泡沫细胞的形成（Passar M, et al., 2005）。另外，氧化型低密度脂蛋白（oxLDL）在泡沫细胞及动脉粥样硬化的形成中起重要作用，而 AGEs 可促进 oxLDL 受体在巨噬细胞表面的表达，从而增加巨噬细胞对 oxLDL 的摄取。AGEs 与 RAGE 结合不但增加血管内皮的通透性，还可阻碍一氧化氮（NO）的合成，增加氧自由基的生成，从而促进动脉粥样硬化的形成（Goldin A，et al.，2006）。

总之，AGE 可以介导单核-巨噬细胞趋化性，使单核细胞穿过内皮细胞游走能力增强，并刺激细胞因子分泌，两者通过上调内皮细胞黏附分子的表达进一步增加单核细胞浸润，使炎症反应放大，从而加速了动脉粥样硬化形成。以上研究表明，AGEs 在糖尿病微血管及大血管并发症中起重要作用。

（二）巨噬细胞介导 AGEs 其他的损伤作用

AGEs 通过巨噬细胞的介导，在透析相关性淀粉样变（DRA）及慢性肾损伤中发挥重要作用。淀粉样变常见于长期进行透析治疗的尿毒症患者及阿尔茨海默病患者。研究发现，AGEs 修饰的 β2-微球蛋白（β2-M）能吸引并刺激巨噬细胞产生 IL-1β 等促炎症细胞因子，从而在 DRA 组织损伤中起重要作用。Barleon 等（1996）报道 VEGF 可以通过受体依赖的方式诱发单核-巨噬细胞（MPs）的募集，并且促进 TGF-β 生成从而导致肾小球出现功能和形态上的改变。Gu 等（2006）研究发现，AGEs 和 CML 诱导的 MCP-1 可刺激肾小管上皮细胞分泌 IL-6 和 VCAM-1，从而加重肾小管萎缩和肾间质炎症。糖尿病大鼠肾小球 TNF-α 的高表达，也被认为是来源于 MPs（Nishimura F，et al.，1998），TNF-α 可促进肾小球系膜细胞的增殖和释放前列腺素，引起肾小球微循环的改变，更重要的是，TNF-α 可通过激活 NF-κB 诱导 RAGE 的表达，从而形成恶性循环（Valassaar H，et al.，1989；Tanka N，et al.，2000）。

4.2 AGEs 与淋巴细胞

T 淋巴细胞表面也有 AGEs 受体的存在，激活后的 T 淋巴细胞与 AGEs

的亲和力可得到数量级的提高，并且 T 淋巴细胞受 AGEs 诱导高表达干扰素-γ（IFN-γ），导致组织损伤并且促进动脉粥样硬化的形成（Vlassara H, et al., 1994）。乙酸盐、葡萄糖以及 TNF-α 能促进 RAGE 表达并增加 RAGE 活性，从而促进 AGEs 与淋巴细胞的吸附。AGEs 还可提高淋巴细胞表面黏附分子的表达，增加免疫反应中淋巴细胞间的相互作用。Ivanov 等（2004）利用体外实验研究表明，AGEs 促进了细胞内的氧化应激，并且 AGEs 的含量可以反映细胞内的氧化应激状态。由于氧化应激是引起糖尿病血管病变的重要机制，因而淋巴细胞内 AGEs 的蓄积可以作为确定糖尿病血管并发症的重要指标；同时发现，老化淋巴细胞蛋白质的糖基化只限于几种特定的蛋白质，这些特定的蛋白质可能作为淋巴细胞老化的标记物而在临床上加以应用。Yali 等（2008）利用 RAGE 阴性 T 淋巴细胞和野生型 T 淋巴细胞的比较研究表明，激活型 Th1 细胞高表达 RAGE mRNA，认为 RAGE 受体的激活是导致 Th1 细胞分化的早期事件。

4.3 AGEs 与中性粒细胞

中性粒细胞上也有 AGEs 的受体。Collison 等（2002）认为，AGEs 对中性粒细胞具有损伤作用。AGEs 修饰的人血清蛋白可以抑制中性粒细胞的跨内皮趋化作用，并且可以抑制金黄色葡萄球菌诱导的中性粒细胞氧化代谢物的生成，结果一方面增加了中性粒细胞的吞噬能力，另一方面却抑制了其杀伤作用。Wong（2003）、David（2006）等认为，AGEs 可通过细胞溶质磷酸酶 A2 和花生四烯酸的生成增加促进中性粒细胞的呼吸爆发。由于中性粒细胞呼吸爆发可产生大量的氧自由基、蛋白水解酶及炎性细胞因子，从而引起多器官功能衰竭。

4.4 AGEs 对外周血树突状细胞功能的调节

AGEs 除诱导巨噬细胞、血管内皮细胞分泌 MCP-1，趋化树突状细胞参与动脉粥样硬化外，还可直接作用于树突状细胞。Ge 等（2005）研究表明，AGEs 与树突状细胞的相互作用可增加 CD1a、CD10、CD80、CD83、CD86 分子在树突状细胞表面的表达，从而促进树突状细胞成熟，进而促进 T 细胞增殖和释放多种炎症因子，如 IFN–γ、IL–10、IL–12 等。证实 AGEs 和树突状细胞在动脉粥样硬化中具有一定作用。而 Price 等（2004）利用 AGEs 和裸蛋白与树突状细胞作用，研究 AGEs 对外周血树突状细胞的成熟、辅助刺激因子的表达以及对树突状细胞功能的影响。实验发现，树突状细胞与 AGEs 共孵育 2.5h 可以剂量依赖方式抑制 CD83 表达，培养 24h 后可抑制 CD80 表达（CD80、CD83 是树突状细胞成熟的分子标记物），而培养 3d 则树突状细胞的数量明显增加。AGEs 与树突状细胞作用后可产生剂量依赖性，激活同种异体 T 淋巴细胞的能力降低。因此，认为 AGEs 可以促进树突状细胞的增殖，而使 CD80、CD83 表达减少，从而失去激活原始 T 淋巴细胞的能力。进一步研究发现，AGEs 受体 RAGE 在树突状细胞的成熟中也起重要作用，RAGE 中和抗体或 RAGE 缺乏可使树突状细胞对 AGEs、HMGB1 等刺激因子的反应下降，CD80、CD83 等细胞成熟的标记物表达减少，从而抑制树突状细胞成熟和抗原递呈作用（Dumitriu IE, et al., 2005）。

5 AGEs 及其受体与糖尿病肾病

5.1 糖尿病肾病发病机制

糖尿病肾病（DN）是 1 型和 2 型糖尿病最常见的微血管并发症之一，其发病涉及多种基因和机制，而遗传因素在决定其易患性方面起重要作用。在糖尿病状态下，肝脏、脑等出现严重的糖代谢障碍，而肾脏、肌肉、神经、眼等组织/器官的糖代谢明显增强，此时约 50% 葡萄糖在肾脏代谢，所以大大加重了肾脏的负担。同时，多种细胞因子，如结缔组织生长因子、TGF-1、Ang II、一氧化氮及炎性介质的参与促进了 DN 的发生。肾小球系膜扩张、炎症、细胞外基质的积累是 DN 的主要病理特征。DN 前期的主要病理改变为肾小球滤过率增加，并伴随肾小球系膜增生、细胞外基质增厚、肾小球硬化、肾小管间质纤维化等；后期随着病情的进展，肾小球滤过率逐渐下降，伴随肾小球基膜弥漫性增厚、基质增生，形成典型的 K-W 结节，肾小管萎缩，肾功能减退，最终发展为终末期肾病。DN 预后通常不佳，影响其预后的因素包括糖尿病类型、肾功能、蛋白尿程度等，因此研究 DN 的发病机制，对于干预其发病及有效治疗具有十分重要的意义。虽然对 DN 发病机制进行了很多研究，如表观遗传学方面的改变、糖代谢紊乱引起的肾脏结构和功能变化及血流动力学改变等，但仍尚未有完全明确病因。

5.1.1 表观遗传学机制

表观遗传学定义为"研究基因的核苷酸序列不发生改变的情况下，基因表达的可遗传的变化"。有证据表明，染色质表观遗传机制除包括祖蛋白翻译后修饰外，DNA 甲基化和微 RNA（microRNA，miRNA）也可能在糖尿病和 DN 的病因中发挥了关键作用。

（一）DNA 甲基化

DNA 甲基化常集中在某些基因的特定区域,具体通过 DNA 甲基化转移酶的催化,完成 CpG 二核苷酸上的胞嘧啶与一个甲基基团的共价结合,这个甲基基团由 S-腺苷甲硫氨酸提供。有研究对糖尿病终末期肾病患者和未并发 DN 的患者唾液中提取的基因进行甲基化水平测定,结果发现两组之间至少有两个位点的甲基化存在显著差异。Bell 等通过对并发 DN 的 1 型糖尿病患者的基因进行 DNA 甲基化分析,发现了 19 个与 DN 风险相关的 CpG 位点,其中包括明确与 DN 相关的基因 rs13293564（位于 UN13B 转录起始位点上游 18bp 处的一个 CpG 位点）。而 Reddy 和 Natarajan 研究认为,在糖尿病肾脏细胞模型或 DN 动物模型中,并未发现 DNA 甲基化有明显差异,另一个研究显示,DNA 甲基化可以在纤维化模型和 TGF-β1 的作用中发挥作用。且 RASAL1 基因的过度甲基化可以增加 RAS 激活成纤维细胞,导致细胞增殖和纤维化。此外,纤维变性基因表达和内皮细胞功能障碍均可引起 DN 的发生。因此,某些相关基因的 DNA 甲基化异常可能是导致 DN 发生的重要机制。

（二）miRNA

miRNA 通过作用于肾脏多种细胞,参与了 DN 的发生。①miRNA 在 DN 患者肾小球系膜细胞中的作用。Wu 等研究发现,高血糖培养和链脲菌素诱导的糖尿病大鼠肾小球系膜细胞中 miR-27A 的表达上调。miR-27A 通过抑制在高血糖条件下诱导的肾小球系膜细胞增殖,并阻断与细胞外基质相关的促纤维化基因的上调来发挥作用。miR-27A 以上作用是通过过氧化物酶体增殖物激活受体 γ 的表达实现的。②miRNA 在糖尿病足细胞损伤中的作用。Shi 等和 Ho 等研究表明,选择性敲除小鼠模型的 Dicer 基因（调控足细胞 miRNA 生成关键酶的主要基因）,突变小鼠出现足细胞凋亡和衰竭、肾小球系膜扩张、毛细血管扩张及肾小球硬化,提示 miRNA 对保护肾小球滤过屏障很重要。高血糖条件刺激下，2型糖尿病纯合子小鼠模型的miR-29C在足细胞及内皮细胞中表达上调。③miRNA在DN肾小管间质纤维化中的作用。胶原Ⅳ在近端小管细胞中的沉积在DN中起重要作用。Du等研究人近端小管HK-2细胞系中的miRNA，发现高血糖及TGF-β1可以诱导下调。而miR-29a作为抑制剂可以负调节胶原Ⅳ，且下调的miR-29a可进一步导致肾小管间质的纤维化。Krupa等研究表明，糖尿病条件下的肾小管上皮细胞，通过TGF-β使miR-129水平下降而导致肾小管间质纤维化。可见，miRNA与DN系膜增生、足细胞损伤、肾小管间质纤维化等密切相关，在DN的发病中起着必不可少的作用。

（三）组蛋白修饰

组蛋白修饰为一种重要的表观遗传修饰，在组蛋白上至少有8种不同类型的修饰，包括甲基化、乙酰化、磷酸化、腺苷酸化、原线异构化、泛素化和腺苷二磷酸核糖基化等，其中最常见的是前3种。Chiu等研究发现，高血糖条件下，转录共激活因子p300过量表达，使组蛋白乙酰化，H2AX磷酸化，多种转录因子活化，从而增加了血管活性因子和细胞外基质蛋白的信使RNA表达，导致组织损伤。Sayyed等免疫提纯高血糖环境下的牛主动脉内皮细胞后发现，在核因子kb p65基因的启动子区有大量的组蛋白甲基转移酶Set7激活转录。当小干扰RNA使Set7沉默或敲除时，高血糖无法诱导核因子kb p65基因的高表达。高血糖环境下，Set7这一特异的甲基化酶靶向作用于组蛋白H3第4赖氨酸导致NF-κB表达增加。NF-κB通过上调炎性介质及细胞因子的基因转录，在间质性肾炎及肾血管疾病的发病机制中起重要作用，从而促进了肾血管的损伤。

5.1.2 糖代谢紊乱

（一）蛋白激酶B（protein kinase，PKC）通路

PKC 存在于多种细胞中，具有调节内皮细胞通透性、促进血管收缩及细胞增长的作用，并在白细胞黏附和血管生长中也有重要作用。高血糖环境下，二酰甘油升高，从而使 PKC 通路被激活。而激活的通路诱发活性氧类、生长因子、细胞因子大量生成，通过引起内皮型一氧化氮合酶损伤，造成内皮细胞功能障碍，从而影响肾小球滤过屏障。通过分析 PKC 同种型特异性敲除小鼠和使用 PKC 抑制剂获得的数据表明，糖尿病诱导的 PKC 激活对白蛋白尿的发展至关重要，而 PKC 激活主要导致肾小球系膜扩张、基膜增厚和肾脏肥大。高血糖与 Ang II 等共同激活 PKC 通路，将各种细胞内蛋白质的丝氨酸或苏氨酸残基磷酸化，从而影响细胞功能，可能是 DN 相关的发病基础。

（二）多元醇通路

多元醇通路由醛糖还原酶和山梨醇脱氢酶共同构成。高血糖可提高醛糖还原酶的活性从而增加山梨醇的产生，而过多的山梨醇会造成细胞内高渗状态，引起细胞水肿，同时使细胞内肌醇耗竭，三磷酸腺苷活性降低，谷胱甘肽水平下降，细胞缺氧。在近端小管，山梨醇可以转化为果糖，然后主要由果糖代谢，导致三磷酸腺苷耗竭、促炎细胞因子的表达和氧化应激。Lanaspa 等用链脲菌素诱导有果糖激酶的野生型糖尿病小鼠使其产生大量蛋白尿、肾小球滤过率降低和肾小管损伤。与此相反，糖尿病果糖激酶缺陷型小鼠则未表现出上述症状。这种肾脏损伤是通过活化果糖激酶途径，增加肾脏醛糖还原酶的表达、升高肾脏山梨醇水平及炎性细胞因子和巨噬细胞的浸润而实现。

5.1.3 AGEs 诱导机制

在糖尿病状态下产生，并通过多种方式参与 DN 的发生。它沉积于肾小球基膜、内皮细胞和足细胞，通过破坏正常肾小球滤过膜屏障，产生大量的蛋白尿。肾小球表达 AGEs 受体，AGEs 与相应靶细胞的 AGEs 受体结合后，通过氧化应激反应，产生大量的 ROS，进而激活 NF-κB 通路，产生细胞因子及生长因子，如血浆内皮素 I、血管内皮生长因子等，加速了微血管病变的发生，最终使肾小球滤过率增加并加速了肾小球硬化。纤溶酶原激活物抑制物及组织谷酰转氨酶 miRNA 是肾小管上皮细胞的基因表达产物，它们有降解细胞外基质的作用。AGEs 可诱导这一反应。另外，上述作用导致肾脏功能损伤，AGEs 血清浓度急剧上升，从而引起肾脏更为严重的损伤。

5.1.4 NO 和 eNOS

NO 是调节血管舒张和内皮细胞功能的重要分子。L-精氨酸在 eNOS、四氢生物蝶呤及内皮细胞因子共同参与下，作用于内皮细胞产生 NO。Brodsky 等发现，eNOS 中主要以偶联的方式发挥活性，但高血糖可诱导 eNOS 解偶联，导致 NO 的生物利用度降低并产生过量的过氧化物，而大量的过氧化物可阻断辅酶因子的活性使 NO 生成受阻。此外，eNOS 也可被内源性非对称性二甲基精氨酸抑制。DN 患者中非对称性二甲基精氨酸升高。因此，当 eNOS 活性受抑制、NO 合成受阻时，血管无法对抗收缩的刺激使得血管张力增加，导致肾小球内压力升高，从而加重了血管内皮功能障碍。

5.1.5 ROS

氧化应激反应所产生的 ROS 在 DN 的发生、发展中起关键作用。高血糖条件下，大量生成的 AGEs 激活 PKC 通路产生 ROS，这是通过激活调节基因表达的受体改变蛋白功能而实现的。Susztak 等研究发现，ROS 可以启动足细胞的凋亡，凋亡的足细胞从基膜上脱落后，肾小球的足细胞数量明显减少，从而影响了肾小球的滤过，导致大量蛋白尿的形成。另外，ROS 还参与了足细胞损伤的多个环节，其中破坏足细胞增殖再生的修复能力，同样也使肾小球滤过膜完整性破坏。高血糖条件下，黄嘌呤氧化酶、一氧化氮合酶和还原型烟酰胺腺嘌呤二核苷酸磷酸氧化酶活性增加，诱导内皮细胞产生大量的 ROS，使基膜中的脂质发生过氧化，肾小球的通透性增加，这使得内皮细胞沉积大量蛋白质。此外，ROS 还可使内皮细胞的糖蛋白破坏，基膜增厚，从而损伤内皮细胞。

5.1.6 肾血流动力学改变

高血糖或脂代谢紊乱状态下，肾小球血管内膜下沉积的大量蛋白（免疫球蛋白、纤维蛋白原等），使得肾脏入球小动脉及出球小动脉血管壁出现玻璃样变，导致血管弹性减小，从而引起肾小球血流动力学的改变。肾病早期肾脏的微血管可出现结构改变，如内皮细胞增多、肥大，从而引发功能障碍，甚至引起血栓形成，而形成血栓的血管管腔闭塞，还可出现微血管瘤。Peng 等研究发现，高血糖条件下大鼠模型中的 Ang II 增加，从而激活肾素–血管紧张素–醛固酮系统，并通过产生大量的 ROS 和血浆内皮素–1，使得基膜的脂质发生过氧化及蛋白质沉积。Ang II 能够诱导单核细胞活化，促进巨噬细胞和血管平滑肌细胞分泌多种细胞因子，如 TGF–β、IL–1、IL–6、IL–8、γ 干扰素及单核细胞趋化蛋白–1。此外，Ang II 也可上调 TGF–β 表达，促进肾脏系膜细胞、肾小管上皮细胞、间质成纤维细胞增生，并通过刺激这些细胞产生更多的纤溶酶原激活物抑制剂、金属蛋白抑制因子而使细胞外基质分解速度下降，导致细胞外基质累积，促进肾小球硬化及肾小管间质纤维化。早期糖尿病主要影响肾脏入球小动脉及邻近的血管，随着病程进展，血流动力学特征逐渐转化为高阻、低流速、低灌注。

5.1.7 胰岛素抵抗

在肾近端小管，通过胰岛素受体底物（insulin receptor substrate，IRS）1 使胰岛素信号抑制，而胰岛素信号通过 IRS2 保留。胰岛素信号通过 IRS2 继续刺激近端小管重吸收钠，从而引起钠潴留、水肿和高血压。IRS1 近端小管的信号缺乏可能会通过胰岛素抵抗间接导致高血糖。因此，肾小球损伤、IRS1 信号缺乏，可引起足突细胞和内皮细胞的结构改变和功能障碍，这可能是 DN 发病机制之一。此外，胰岛素抵抗的程度与内皮细胞合成 NO 的量成反比，并可使 NO 的生物利用度下降，进一步导致肾小球血管的收缩 – 舒张机制异常，肾小球内压力增高，使肾小球处于高滤过状态。胰岛素抵抗通过抑制纤溶酶原激活物抑制剂的产生，阻断纤溶酶介导的基质金属蛋白酶的激活，从而使肾细胞外基质降解减少，这也是导致 DN 的原因。

5.1.8 炎症反应及细胞因子

高血糖、肾脏血流动力学的改变、脂质代谢紊乱等均可以加重肾脏组织损伤，刺激炎性介质及炎性因子的产生，从而促进 DN 的进展。高血糖可诱导单核细胞趋化蛋白-1、TGF-β、重组人结缔组织生长因子和血管内皮生长因子的产生，促使肾小球硬化；而 AGEs 与 AGEs 受体结合可激活细胞，尤其是巨噬细胞分泌大量的细胞因子和细胞介质（如 TGF-β、IL-1），引起组织损伤。在肾小球高滤过和高血糖的情况下，促使 p38-丝裂原活化蛋白激酶通路激活，可进一步活化热激蛋白 25，使足细胞受损伤，而足细胞通过分泌血管内皮细胞生长因子、AngⅡ等因子调节内皮细胞结构和功能。Lin 等研究证实，DN 大鼠中血管内皮生长因子的 miRNA 和蛋白表达显著增加，且 TGF-β1、TNF-α、γ 干扰素等的表达也相应增加，其中血管内皮生长因子在足细胞和内皮细胞的相互作用下发挥重要作用，也可通过促进细胞外基质沉积加重肾小管基膜增厚、肾小球硬化和肾间质纤维化，导致肾功能损害。此外，肾单核细胞趋化蛋白 1 的表达增加可以导致肾小球和肾小管间质募集大量的单核细胞、巨噬细胞并刺激释放炎性因子，如 TNF-α 等，它们共同促进了肾小球硬化、肾小管萎缩和肾间质纤维化。

DN 的发病涉及多种机制，表观遗传学的基因修饰、糖代谢紊乱、肾脏血流动力学的改变、胰岛素抵抗、炎性介质和细胞因子等，均起到了非常重要的作用。近年来，越来越多的学者加入到探究表观遗传学对 DN 的具体作用机制研究中，并且已经研究出针对 DN 甲基化抑制剂等药物来治疗 DN。所以有理由相信，随着对 DN 发病机制的进一步探索，今后会有更多新的靶点药物用来预防或者治疗 DN。

5.2 AGEs 与 DN

糖尿病伴终末期肾病患者组织中的 AGEs 是只有糖尿病而无肾病损害患者的 2 倍。对于病程较长的 1 型糖尿病患者，皮肤中被 AGEs 修饰的胶原水平也与肾脏损害的程度相关。这些证据表明，AGEs 参与了糖尿病肾病（DN）的发生发展，因此探讨 AGEs 在 DN 中的作用机制极具意义。

5.3 AGEs 导致 DN 的机制

AGEs 参与肾脏结构和功能的改变，如肾小球硬化、间质纤维化、肾小管萎缩等。当肾小球系膜细胞暴露在 AGEs 环境中时，细胞外基质蛋白如 IV 型胶原、纤连蛋白等的 mRNA 增加。肾功能不全时又会增加 AGEs 的合成，减少 AGEs 的清除。AGEs 导致 DN 的机制可分为受体途径和非受体途径。目前研究证实 AGE 受体系统包括 AGE-R1、AGE-R2、AGE-R3（Gal-3）、lysozyme、MSR、CD-36、megalin 和 RAGE。其中 RAGE 与 AGEs 关系最为密切。RAGE 是 Schmidt 等人最早从牛肺中分离出的一种可识别 AGEs 的细胞表面蛋白，属于免疫球蛋白超家族成员。它由三个免疫球蛋白样结构域构成的胞外氨基端、跨膜片段和胞质羧基端组成。RAGE 在体内分布十分广泛，可表达于肾小球系膜细胞、肾小球脏层上皮细胞、血管内皮细胞、平滑肌细胞、神经元细胞、肝星状细胞及肿瘤细胞。

许多研究表明 AGEs 及其受体的相互作用在 DN 发病机制中起重要作用。在各类受体中，RAGE 是一种信号转换受体，可介导 AGEs 引起的炎症反应。在 DN 患者中，RAGE 表达以足细胞和系膜细胞为主。动物实验也证实 RAGE 的关键作用。RAGE 转基因小鼠相对于同窝其他小鼠更快发展至肾小球硬化。相反，RAGE 基因敲除小鼠没有 DN 的典型病理改变，如系膜外基质增生、基底膜增厚等。STZ 诱导的糖尿病小鼠可发展成与人类相似的肾病表现，如肾小球肥大、基底膜增厚、系膜基质增生、结缔组织生长因子（coNNectivetiSSuegrowthFac-tor，CTGF）高表达、TGF-β 活化。这些均可被 RAGE 的中和抗体阻断。AGEs 与 RAGE 结合可促进活性氧产生、激活肾素-血管紧张素系统，并与 PKC、MAPK、NF-κB 等信号分子相互作用，进而引起各类细胞因子的大量合成。氧化应激途径，氧化应激产生的活性氧（ROS）是 DN 发展中的一个重要成分。ROS 可直接产生细胞毒性，并促进炎症反应和纤维化。蛋白质、脂类、糖类和 DNA 等大分子的氧化可使它们失去原有的功能。体外研究表明氧化损伤与线粒体功能障碍有关。糖尿病时，线粒体膜电位变小，导致氧化途径的活化。AGEs 和氧化应激之间存在着协同作用。

AGEs 可介导氧化应激反应，通过 MAPK、NF-κB、PKC 等途径刺激系膜细胞、肾间质细胞促纤维化因子 TGF-β 和 CTGF 生成。反之，氧化应激可加速 AGEs 的生成。糖尿病时的氧化损伤是 ROS 的产生与内生的抗氧化作用物质（包括自由基清除剂和各种酶）失衡引起的。RAGE 的抗体可抑制抗氧化剂的损耗。抗氧化剂（如 SOD-1）的糖化作用又可使自身活性减退。氧化应激通过糖基化作用增加 AGEs 合成时，AGEs 又增加了自由基的产生。两者通过 RAGE 和 NADPH 氧化酶作用于细胞的相应位点。在大鼠身上灌注糖尿病患者的红细胞引起的氧化应激可被预处理的抗 RAGE IgG 抑制。自由基清除剂已被证明在 DN 中起保护作用。有研究表明，氧化应激与 AGEs 的累积呈正比，两者都可通过控制血糖减弱其效应。另有研究表明氧化应激在 RAGE 介导的信号转导中起了重要作用。

抗氧化剂可阻止 AGEs 的沉积及其诱导的肾脏损伤。平滑肌细胞缺乏抗氧化剂将增加它们对 AGEs 的敏感性。NADPH 氧化酶抑制剂可阻止实验性DN 中由 AGE 诱导的肾脏损害。抑制 AGEs 合成可减轻氧化应激反应。因此AGEs 和 ROS 被认为是 DN 形态学改变的始动因子。肾素-血管紧张素系统（RAS）的过度活化在糖尿病并发症的发生机制中起重要作用。一项大型前瞻性临床研究糖尿病控制和并发症试验及英国前瞻性糖尿病研究均显示，良好的血糖和血压控制可减缓 DN 的发生发展。最近有报道称阻断 RAS 系统可有效地控制 1 型和 2 型糖尿病患者的肾脏损害。在 DN 中，RAS 是代谢和血流动力学途径的重要靶点。血管紧张素 II 刺激肾系膜细胞 TGF-β 的表达，促进肾小球硬化的发展。许多动物研究证明，ACEI 可减缓肾小球硬化和肾间质纤维化的发展。另一项临床研究提示，ARB 可作为 2 型 DN 患者的推荐药物。英国前瞻性糖尿病研究试验证明，任何降压药物都可在一定程度上降低糖尿病血管并发症的风险。当收缩压小于 16kPa 时，风险最小。但药物的有益的作用并不单单是由控制血压引起的，用其他的降压药物如钙拮抗剂虽然也能控制血压，但不能通过阻断 RAS 而达到上述效果，因此其他机制肯定参与其中。

AGEs 可调控 RAS 途径，刺激各种细胞因子的产生。AGEs 与 RAS 的交联，也是 DN 中代谢因素和血流动力学的相互作用，在 DN 中起了关键的作用。ThomaSMC 等人在实验中用 AGE-RSA（鼠血清白蛋白）灌注的大鼠，肾脏表达血管紧张素、血管紧张素转换酶、肾素、血管紧张素受体-1（ATR-1）显著增加，进而引起肾小球肥大、AGEs 沉积。而血管紧张素受体拮抗剂缬沙坦却不能减缓由此引起的肾脏高滤过。灌注了血管紧张素 II 的大鼠，血清和肾脏 AGE 沉积，吡多胺对由此引起的血管收缩也无作用。这表明 AGEs 和血管紧张素 II 在 DN 机制中有重叠作用。RAS 系统的阻断剂可减少 DN 动物体内 AGEs 的生成，但 ACEI 的主要作用位点尚不清楚。体外研究表明卡托普利可阻止 AGEs 诱导的胶原增生，这可能是由于抑制了 RAGE 的表达和 JAK2/STAT 的活性。糖基化终产物与 RAS 在糖尿病肾脏损害中的作用是互补协同的。两者的相互活化形成肾脏损伤的循环，控制其中任何一个便可减少肾脏损伤。蛋白激酶 C（PKC）是一类能磷酸化细胞内各种蛋白的丝氨酸、苏氨酸残基的酶，在细胞内发挥重要功能。糖尿病肾病时肾小球的高滤过是由于高糖引起的入球小动脉阻力减小，从而导致肾小球内血压增高。许多 PKC 的亚型已被证明参与了糖尿病肾病的发病机制。Diacylglycerol（DAG）-PKC 途径可加强血管紧张素 II 对肾小球的作用，这是 DN 早期的机制之一。PKC 可通过活化 TGF-β 使系膜细胞外基质增生，

PKC 的抑制剂可抑制系膜细胞外基质增生和 TGF-β 的表达。PKC-β 基因敲除的小鼠对糖尿病视网膜病变的发展有保护作用。最近有报道称 AGEs 可通过诱导新生系膜细胞的氧化应激反应和活化 PKC 最终导致 DN 的发生发展。AGEs 诱导的 TGF-β 的过度表达也可能是 PKC 的活化介导的。

细胞因子，①TGF-β，系膜细胞上的 TGF-β 可介导 IV 型胶原、层粘连蛋白和纤维连接蛋白的产生。AGEs 可诱导 TGF-β 在足细胞和近端肾小管细胞的过度表达，并引起小管间质的损害。AGEs 合成抑制剂吡多胺可减少肾脏 TGF-β mRNA 表达，同时减少尿蛋白的排泄。抗 AGEs 交联的 ALT-711 也可通过抑制 TGF-β 的过量表达减少糖尿病动物的肾脏损害。用 TGF-β 抗体对 2 型糖尿病模型大鼠进行长期治疗可抑制基质基因过度表达和肾小球硬化，并能防止肾功能不全的发生发展。这些研究提示，AGEs 诱导的 TGF-β 过度表达在肾小球硬化和小管间质纤维化中起了重要的作用。②结缔组织生长因子，AGEs 可通过诱导各种生长因子的过度表达引起肾脏纤维化。CTGF 很早就被发现可刺激间充质细胞的胞外蛋白合成，并受 TGF-β 的诱导，因此被认为是重要的致纤维化生长因子和 TGF-β 的下游效应介质。CTGF 可通过调节 WNT、BMP 和 TGF-β 途径促进细胞外基质的沉积，抑制保护性的信号通路。CTGF 还可通过活化 MKP-1 诱导系膜细胞死亡。CTGF 在 AGEs 诱导的上皮间质转分化中也起重要作用。正常肾小球中 CTGF 水平很低，而 DN 早期就可发现其 mRNA 和蛋白表达增加。CTGFmRNA 在 STZ 诱导的糖尿病大鼠肾皮质表达增加，TGF-β、AHGF 均可增加肾小管 CTGF 的表达。YokiH 等人建立了足细胞特异表达 CTGF 的转基因小鼠模型，通过与野生型同窝小鼠比较发现：12 周的 STZ 诱导糖尿病后，转基因小鼠表现出更严重的蛋白尿、系膜增生和 MMP-2 活性的下降。由此可见，CTGF 也是 DN 中的关键因子。③血管内皮生长因子（VEGF），AGEs 可诱导体外培养的人肾系膜细胞凋亡和 VEGF 的表达。系膜细胞在肾小球中占据了重要的解剖位置，在维持肾小球毛细血管丛的结构和功能上发挥了关键作用。在 DN 早期可见足细胞 VEGF 表达增加。AGE-BSA（牛血清白蛋白）可上调肾系膜细胞 VEGFmRNA 水平，刺激 VEGF 蛋白分泌，这在 DN 早期起了重要作用。给予 VEGF 的抗体可改善 STZ 诱导的糖尿病大鼠的肾小球高滤过和蛋白尿。VEGF 的抑制剂也能防止 2 型糖尿病大鼠肾小球的增生肥大。另外 2 型糖尿病患者尿中 VEGF 水平与肌酐生成率呈正相关，而与肌酐清除率呈负相关。这些证据表明 VEGF 也许会成为 DN 的一项敏感指标，AGEs 引起的 VEGF 过多表达是 DN 的机制之一。④色素上皮衍生因子（PEDF），是一种丝氨酸蛋白酶抑制剂，最初是从人的视网膜色素上皮细胞分离而得的具有神经分化功能的糖蛋白。最近有研究发现，在糖尿病大鼠肾脏中，PEDFmRNA 和蛋白表达减少。体外实验也表明人肾小球系膜细胞在高糖环境下 PEDF 分泌显著减少，这提示高血糖是导致肾脏 PEDF 减少的直接原因。

5.4 AGEs 在 DN 治疗中的意义

　　氨基胍是一种小分子亲核性化合物，是一种有效的 AGEs 及其蛋白交联抑制剂，能预防糖尿病相关的血管并发症。其他如 LR-90、OPB-9195、ALT-946、ALT-711、PTB 等在动物模型中均被证明可延缓肾脏损伤的发展。最近研究 TM2002，具有很强的 AGEs 抑制活性。有别于其他 AGE 抑制剂的是，它不携带羧基前体，且缺乏与 1 型血管紧张素受体 II 的亲和力，因此在体内不会改变血压。可溶性 RAGE 可与细胞上的 AGEs 位点结合并抑制其活性。sRAGE 可减轻糖尿病动物的炎症反应，阻止大血管和微血管病变的发展。用 sRAGE 细胞外段治疗糖尿病鼠，可完全抑制动脉粥样硬化的形成。而抗 RAGE 抗体则通过封闭细胞膜上的 RAGE，使其不能与 AGEs 结合，从而阻止 RAGE 介导的血管渗漏等病理变化。用 RAGE 阻断剂治疗糖尿病小鼠也有很好的效果。钙通道拮抗剂类药物可减少暴露于 AGEs 的肾系膜细胞上 RAGE 的 mRNA 表达水平，继而减少活性氧的合成。该效应可被 PPAR-γ 的抑制剂阻断。PPAR-γ 可减少上皮细胞 RAGE 的合成，硝苯地平可增加 PPAR-γ 的转录活性。

6 AGEs 受体在动脉粥样硬化中的致病机制

6.1 RAGE、氧化应激和动脉粥样硬化

RAGE 属于多配体受体，其与配体结合活化后通过影响细胞内信号转导、刺激前炎症因子释放等从而发挥其生物学效应。现已发现的 RAGE 配体主要有 AGEs、高速泳动族盒 1 蛋白（high mobility group box 1，HMGB1）、S100/钙粒蛋白及 β 淀粉样（Aβ）肽和氧化型低密度脂蛋白（oxLDL）等。目前越来越多的实验证实，RAGE 通过内皮细胞的损伤及促其高表达前炎症分子、促多种细胞外基质降解的蛋白酶表达以及促活性氧产生和持续活化核转录因子等途径参与到动脉粥样硬化的起始直至破裂的全过程，所以 RAGE 是影响到动脉粥样硬化的重要的调控因子。

6.1.1 RAGE 表达的调控机制

（一）转录核因子 NF-κB 调控 RAGE 的表达

Li J, Schmidt AM 的实验证明：RAGE 及其配体结合后可诱发细胞内的氧化应激反应，从而引起氧化应激敏感的转录因子 NF-κB 核转位，促进 RAGE 的表达。进一步的研究表明，在 RAGE 的启动子部位有三个 NF-κB 结合位点，经实验验证 NF-κB 样结合位点 1 和 2 是调控 RAGE 表达的主要位点，在炎症刺激下可激活这两个位点使 RAGE 表达上调，所以 RAGE 的表达是 NF-κB 依赖的调控机制。

（二）氧化应激调控 RAGE 的表达

Dachun Yao 和 Michael Brownlee 等人的实验证实高糖刺激增加了线粒体电子呼吸链的活性从而诱导活性氧簇（reactive oxygen species，ROS）产生，另外也促进了 RAGE 及其三个内源性配体 S100A8、S100A12 和 HMGB1 的高表达。氧化应激刺激 RAGE 表达的具体机制是：ROS 诱导产生的丙酮酸具有促进 NF-κB 结合于 RAGE 的启动子，AP-1 结合于 S100A8、S100A12 和 HMGB1 启动子的作用。Paul Lewis 等人敲除动脉粥样硬化小鼠胞质和线粒体中的谷胱甘肽过氧化物酶后直接导致 ROS 升高，相应的 RAGE 也升高了，另外数种抗氧化剂也具有降低 RAGE 表达的能力。以上结果均提示氧化应激是调控 RAGE 表达的重要因素。

（三）RAGE 的配体可调控其表达

目前已知的 RAGE 配体包括 AGEs、S100/钙粒蛋白、HMGB1、oxLDL 和 Mac-1，在动脉粥样硬化斑块中这些配体和 RAGE 高表达并且分布位点也相同，反映了 RAGE 和其配体之间有某种密切的联系。在巨噬细胞中 AGEs 的抑制物 LR-90 可显著抑制 S100B 诱导的 RAGE 高表达，其作用机制包括抑制 NF-κB 启动子转录和其自身的活性，抑制 NADPH 氧化酶和活性氧的产生从而减少 RAGE 表达。

（1）AGEs：目前明确的 AGEs 结构有：戊糖苷素、交联素、羟甲基赖氨酸、3-脱氧葡萄糖酮酸、咪唑咙等。它的产生与衰老、糖尿病和氧化应激及炎症反应有密切关系。实验表明 sRAGE 和非放射性的 AGE 均可阻断放射物标记的 AGE 和 RAGE 之间的结合，所以 AGEs 是最典型的 RAGE 的配体。

（2）S100 蛋白：S100 蛋白是一种低分子量钙结合蛋白。平滑肌细胞、内皮细胞和活化的单核细胞均表达 S100 蛋白，S100 蛋白以旁分泌形式调控多种炎症刺激，其中包括 AGEs 和 S100 自身活化 RAGE 后可促进 S100 蛋白的表达。不同的 S100 蛋白可结合 RAGE 的不同位点从而活化下游的信号通路，如 S100B 结合 RAGE 的 C1 和 V 结构域后活化 PI3-K 和 NF-κB；S100A6 结合 C1、C2 结构域后活化 JNK 通路。S100 蛋白主要是与 RAGE 结合后发挥作用的，所以 S100 和 RAGE 结合后可启动、维持和扩大血管的炎症反应。

（3）HMGB1：HMGB1 是一种核内结构蛋白，其有三个结构域：2 个 DNA 结合元件 A 盒和 B 盒（A-box 和 B-box）及 C 端尾部，是由激活的巨噬细胞或单核细胞主动分泌的。Horietal 等首次发现 HMGB1 可与细胞膜上的 RAGE 结合。RAGE 与 AGE 结合后接到了 NF-κB 的活化和核转位。研究表明 HMGB1 与 RAGE 的亲和力比 AGE 与 RAGE 间的亲和力要高 7 倍，但是应用 RAGE 的封闭抗体并不能完全阻断 HMGB1 对细胞的活化作用。这表明其还有其他结合受体的存在，如巨噬细胞和中性粒细胞中的 TLR2 和 TLR4 也参与了 HMGB1 对 NF-κB 的活化。此后有证据证实了多种前炎症刺激如 interferon（IF），TNF-α/p，不仅可诱导巨噬细胞和单核细胞主动分泌 HMGB1，值得一提的是在动脉粥样硬化斑块内坏死核心的周边的巨噬细胞内的 HMGB1 是高表达的，还可刺激细胞膜表面的 HMGB1 的受体 TLR2、TLR4 和 RAGE 的表达。另外 HMGB1 可促进 RAGE 与其另一种配体 Mac-1 的结合，而这种结合又增强了 Mac-1 和 ICAM-1 之间的亲和力，RAGE、Mac-1、ICAM-1 之间的结合促进了内皮细胞表述多种炎症因子和黏附因子，所以说 RAGE 参与了内皮细胞的活化，促进了动脉粥样硬化的起始。

（4）Macrophage-1：Mac-1 整合素（aMβ2 或 CDllb/CD19）属于 β2 整合素家族表达于白细胞的细胞膜，它可与内皮细胞表面的 ICAM-1 相互作用从而促进血液中的白细胞进入内皮下启动动脉粥样硬化，体内实验也显示在小鼠腹膜炎模型中使用抗 ICAM-1 和 Mac-1 的抗体或 sRAGE 都可以减少或抑制中性粒细胞的趋化和迁移。体外实验证实在人白细胞和转化 Mac-1 的细胞可黏附 RAGE，另外抗 Mac-1 和 sRAGE 多可抑制 RAGE 的表达；RAGE 的配体 S100B 可促进 RAGE 和 Mac-1 的表达量，Mac-1 和 RAGE 相互作用增加了白细胞的趋化和迁徙，另外 Mac-1 和 ICAM-1 结合后也可促进 HMGB1 活化 RAGE。

6.1.2 RAGE 与动脉粥样硬化

动脉粥样硬化是一种慢性炎症性疾病，是由多种细胞如内皮细胞、单核-巨噬细胞、平滑肌细胞和 T 淋巴细胞相互作用的结果。现在越来越多的证据提示 RAGE 和其配体参与了动脉粥样硬化的病理全过程，而且在其中发挥了重要的作用。AS 斑块内活化的内皮细胞、平滑肌细胞和炎症细胞均高表达 RAGE，它结合配体后可增加/促进前多种炎症因子和黏附因子的表达，起始 AS，而且更重要的是，RAGE 可趋化和活化单核-巨噬细胞从而启动和维持斑块的炎症反应。值得一提的是，无论是体内还是体外实验表明 RAGE 可促进 NF-κB 从胞质往胞核转位，而且还可促 NF-κB（P50/P65）的重新合成，因此 RAGE 具有持续活化 NF-κB 的活性的能力，换言之即持续炎症反应。总结前期的实验如下：RAGE 和其配体结合后可促进 NADPH 氧化酶的表达或亚组分的转位，另外活化信号转导通路包括 rho GTPases，配体-RAGE 介导的病理过程涉及多种信号转导通路，包括 p21ras，Erkl/2，p38和 SAPL/JNK，MAPK 和 JAK/STAT，进而活化下游信号包括关键的核转录因子 NF-κB 和 cAMP 敏感元件结合蛋白等通路放大炎症反应。

（一）RAGE 对血管壁细胞外基质成分及血管外膜的影响作用

血管中游离的 AGEs 通过结合血管内皮细胞膜上的 RAGE 进入血管内皮并沉积于内皮细胞下组织，与细胞外基质蛋白相互交联后导致血管基底膜结构和功能的改变，另外 AGE 结合 RAGE 后可直接改变内皮细胞的形态和细胞骨架形成裂隙，增加血管壁的通透性。研究证实，一方面 AGEs 可与细胞外基质成分和胶原形成交联，这种交联作用一方面使胶原纤维的机械强度增加，顺应性降低；另一方面交联的胶原蛋白使胶原纤维间的结构稳定性增加，溶解度降低，对蛋白酶产生了抵抗性，使胶原纤维在组织中堆积，这些变化使主动脉结构重建和力学性质改变，最终导致血管硬化的发生。第三，AGEs-RAGE 还可以通过上调平滑肌细胞 TGF-P 的分泌增加细胞外基质的合成降低血管弹性。研究者发现破坏 AGE 和血管细胞外基质的交联也是治疗动脉粥样硬化的一个方向，AGEs 断裂剂 ALT-711 可切割/降解 AGE-RAGE 和细胞外基质形成的交联，所以可以清除血管壁上的 AGE 的沉积/积聚，实验也表明经 ALT-711 干预糖尿病 ApoE 小鼠后发现该药可减少 30% 的斑块面积并且可降低斑块内容物的复杂性，另外还降低了斑块内 AGE、RAGE 及前纤维性的生长因子表达量和胶原成分的含量。

（二）RAGE 诱导的内皮细胞的损伤

内皮功能损伤是 AS 的始动环节。正常的血管内皮细胞中仅有少量 RAGE 表达，而在动脉粥样硬化斑块的内皮细胞中 RAGE mRNA 及蛋白表达水平均明显增强。配体与血管内皮细胞膜表面的 RAGE 结合后主要是通过灭活一氧化氮和诱发氧化应激反应活化炎症反应进而改变内皮的形态和细胞骨架，使细胞间形成裂隙从而增加血管的通透性。氧自由基作用于 p21（ras）上第 118 位的半胱氨酸残基后激活 MAPK 和 NF-κB 刺激炎症反应的信号转导通路，调节血管内皮细胞中一系列炎症因子的表达。首先活化的 NF-κB 可刺激血管内皮细胞高表达多种黏附因子和趋化因子如 VCAM-1、ICAM-1、E-selectin 和 MCP-1，从而促进单核-巨噬细胞黏附和趋化至内皮细胞；其二促进组织因子和血管收缩肽内皮素-1 表达，而抗凝血因子血栓调节素的表达则明显减少，组织因子可通过Ⅶa 因子的结合激活凝血系统，而血栓调节素的减少则抑制了抗凝血蛋白 C 途径，因此导致内皮细胞凝血系统功能和血管收缩功能紊乱，诱发血栓的形成；另外还可以上调多种炎症因子如 IL-6、IL-1 和 TNF-α 等的分泌进而放大炎症反应。早期的体外实验也证实了在内皮细胞中，AGEs 和非 AGEs 配体可通过激活 RAGE 刺激活性氧产生诱发 VCAM-1、细胞间黏附分子-1 和 E-选择素的表达，促使炎症细胞的黏附和募集，该作用可被特异性的抗 RAGE 免疫球蛋白 G 即 sRAGE 和 N-乙酰半胱氨酸阻断，所以配体活化 RAGE 后是通过诱导内皮细胞产生 ROS 从而刺激各种黏附因子的产生。体内实验结果显示，无论是在糖尿病还是在非糖尿病动脉粥样硬化小鼠动物模型中，敲除 RAGE 后显著抑制了 AS 的发生和发展，显著降低内皮细胞的氧化应激水平，另外也显著降低了上述黏附分子的表达，而且还证实了 Erkl/2 和 SAPL/JNK 通路参与其中。NO 是由内皮细胞合成的重要的保护性因子，它可以防止血管损伤、抑制白细胞黏附和炎症反应，虽然活化的 NF-κB 可促进诱导型一氧化氮合酶（iNOS）合成后上调 NO 的表达，但是 AGEs-RAGE 结合诱导生成超氧化阴离子可中和 NO 使之失去活性；另外超氧化阴离子也可使 NOS 失活，使 NO 生成受抑；而且 RAGE 可诱导内皮素-1 的生成进而上调 NADPH 氧化酶及经 PKC 途径解偶联 eNOS，共同改变内皮功能。

（三）RAGE 刺激血管平滑肌细胞迁徙和增殖

配体-RAGE 的结合通过 NF-κB 信号通路及细胞外信号调节激酶（ERK）和原癌基因 c-fos、激活蛋白-1（AP-1）信号通路刺激平滑肌细胞的迁徙和增殖。在 RAGE 的介导作用下，血管平滑肌细胞可产生多种促细胞分裂因子如血小板源性生长因子、纤维细胞生长因子和表皮生长因子等促进平滑肌细胞增殖及 AS 斑块进展。

（四）RAGE 影响单核-巨噬细胞炎症因子的表达

巨噬细胞是易损斑块内最主要的细胞成分，而且是决定斑块稳定与否的关键因素，其可释放多种细胞因子和基质金属蛋白酶家族，其中 MMP-2 和 MMP-9 是特异性地降解胶原的酶类，而胶原是组成纤维帽的最主要的成分，所以抑制 MMPs 的表达有助于减少胶原的降解从而维护了纤维帽的连续性和厚度达到稳定斑块的效果。动物实验的结果显示：无论是糖尿病或者非糖尿病的状况下，一旦将 RAGE 敲除后相应的 MMP-2 和 MMP-9 的表达量都会随之明显减少，所以 RAGE 是直接参与调控 MMP-2 和 MMP-9 的表达的。目前已明确：活化的 NF-κB 和 COX-2/mPGES-1 参与了 PGE2 依赖的 MMPs 生物合成过程。Zhang F 等人的实验结果证实 RAGE 和 MMP-9 的表达有着密切的联系，而 URAGE 介导的 ERK1/2、P38MAPK 通路参与了 MMP-9 的表达。另外配体-RAGE 结合升高 COX-2 的表达量，而应用 RAGE 的配体抑制物如 LR-90 能抑制上述作用。

（五）关于 RAGE 参与动脉粥样硬化的动物实验证据

为了更好地验证 ROS 和 RAGE 是如何影响细胞氧化应激和炎症反应推动脉粥样硬化进展的，多种干预 RAGE 的因素被应用到了实验性动脉粥样硬化小鼠中。ApoE-/-mice 和 LDLR-/-mice 是目前最常用的动脉粥样硬化动物模型，它们可形成高胆固醇血症并且形成从脂纹到复合病变的动脉粥样硬化斑块。鉴于高糖环境中血管病变组织中 RAGE 和其配体 AGEs、CML、S100B 等明显升高，所以很多研究关注 RAGE 在这种病变中的作用，但是随着研究的深入，人们发现 RAGE 无论是在糖尿病状态还是在非糖尿病状态的动脉粥样硬化病变中均发挥重要作用。sRAGE 作为 RAGE 配体的诱导物，具有 RAGE 胞外结合配体的位点可竞争性结合 RAGE 的配体。为了证实配体-RAGE 参与了动脉粥样硬化的进程，给予糖尿病 ApoE-/-小鼠 sRAGE 处理后发现它明显减小了动脉粥样硬化的斑块大小，相应的斑块内（主要是内皮细胞上）的 VCAM-1、MCP-K、ICAM-1、TF 均明显降低，该结果提示配体参与了 RAGE 的活化途径。为了进一步证实 RAGE 在动脉粥样硬化中起重要作用，Soro-PaavonenA 等人在糖尿病 ApoE-/-小鼠体内敲除 RAGE 后发现，一方面，RAGE 可通过刺激 NF-κB P65 高表达而持续维持 NF-κB 的活性，所以上述炎症因子（均为 NF-κB 通路的下游）在敲除 RAGE 后也是显著降低的；另一方面，RAGE 缺失后导致 ROS 和其合成相关的 NADPH 氧化酶降低，提示 RAGE 是动脉粥样硬化氧化应激反应的重要中介物。

RAGE 是否在非糖尿病状态下也对动脉粥样硬化有影响作用呢？为解决此问题，非糖尿病的 ApoE-/-小鼠和 LDLR-/-小鼠中敲除 RAGE 后，也同样验证了上述糖尿病动脉粥样硬化小鼠中的现象和机制，所以目前认为

oxLDL 也是 RAGE 的一种配体，而且无论是不是高糖环境，RAGE 具有持续炎症反应并且参与了促血栓形成的机制，所以活化的 RAGE 参与了动脉粥样硬化的起始过程。另外 Zhang F 等人通过在动脉血管瘤小鼠模型中敲除 RAGE 明确了 RAGE 和巨噬细胞的 MMP-9 合成之间存在着明确的联系，经过深入的研究发现，ERK、P38MAPK 和 NF-κB 参与了 RAGE 对 MMP-9 表达的调节。综上所述，无论是否高糖状态，RAGE 都是斑块起始、进展甚至稳定性的重要影响因子。

6.1.3 氧化应激和动脉粥样硬化

氧化应激是指机体在遭受各种有害刺激时，机体或细胞内自由基的产生和抗氧化防御之间严重失衡，导致氧自由基在机体或细胞内蓄积而引起细胞毒性反应，从而导致组织损伤的过程。众所周知，ROS 在血管的病理生理过程发挥了关键的作用。尽管超氧阴离子也有其生理学作用，但是更主要的是在生成其他活性氧簇过程中发挥核心作用。超氧阴离子性质不稳定，当存在 NO 时，超氧阴离子与 NO 相互作用生成性质更不稳定的 $ONOO^-$。$ONOO^-$ 是氧化修饰脂质和蛋白的重要中介物，其产物包括重要的氧化型低密度脂蛋白。超氧阴离子在超氧化物歧化酶的作用下转变为 H_2O_2，H_2O_2 与 Fe 相互作用产生一个具有不成对电子的羟自由基。由于 ROS 结构中均含有不成对的电子，所以又称为氧自由基。这种不成对的电子由于形成共价键配对的需要，易于夺取其他物质中的一个电子使自身不稳定，因此具有很高的化学活性，可攻击其他化合物的分子并产生新的自由基，该反应可迅速放大、速度快、损伤大，称为自由基连锁反应。NADPH、细胞色素 P450、黄嘌呤氧化酶（xanthine oxidases，XO）和线粒体途径均可诱导产生超氧阴离子，而 NADPH 被认为是产生氧自由基的最重要的酶。参与 AS 的内皮细胞、平滑肌细胞和单核-巨噬细胞均可产生氧自由基。

（1）NADPH 是超氧阴离子的主要来源。血管细胞和吞噬细胞中均含有丰富的 NADPH，其作用相同，但酶结构不同。吞噬细胞内的 NADPH 包含有结合在细胞膜上的亚单位 gp91phox 和 p22phox，是该酶的催化部位，其细胞溶质成分包括 p47phox、p67phox 和 G-蛋白 rac1 或 rac2。在生理状态下存在于血管中的氧化酶在有关激活物的作用下，持续地被激活并发挥作用。血管壁中的 NADPH 产生超氧阴离子，存在于各种细胞中的 NADPH 的激活都是开始于其本身的酸化和 p47phox 易位。在 AS 发展进程中发挥着重要作用。在血管紧张素 II、凝血酶、血小板生长因子和 TNF-α 等作用下，AS 过程中血管内皮细胞内的 NADPH 和超氧阴离子水平均明显升高。

（2）细胞色素 P450，可催化黄素介导的 NADPH 到血红素的电子传递过程，在缺乏 L-精氨酸或 BH4 时 eNOS 就会合成超氧阴离子。

（3）XO 产生的 ROS 可催化产生分子氧导致生成 H_2O_2 和超氧阴离子，黄嘌呤氧化酶抑制剂可降低氧自由基的产生并回复血管弹性。有研究证实动脉粥样硬化斑块内 NADPH 氧化酶和黄嘌呤氧化酶均被激活，而且黄嘌呤氧化酶水平与 AS 病变严重程度呈负相关。线粒体产生的 ROS：线粒体通过氧化酸化合成 ATP 为细胞提供能量，其电子传递过程是从 NADH 或 FADH2（来自三羧酸循环）经过位于线粒体内膜的复杂电子传递体给分子氧。这些电子传递体包括：复合体 I（NADH-辅酶 Q10 氧化还原酶）、复合体 II（琥珀酸盐-辅酶 Q10 氧化还原酶）、复合体 III（泛醇-细胞色素 C 还原酶）和复合体 IV（细胞色素 C 氧化酶）。超过 98% 的电子传递体或传递链的电子传递过程与 ATP 的生成同时发生，只有 1%~2% 转变为超氧阴离子，并被 SOD 清除。但是在病理生理情况下，线粒体的氧化磷酸化功能障碍，导致超氧阴离子生成增多。线粒体 DNA 易于被氧化损伤，损伤的因素包括线粒体 DNA 与产生 ROS 的线粒体内膜接触、具有保护作用的组蛋白样物质缺乏以及 DNA 修复能力降低等。线粒体 DNA 损伤最终导致线粒体 mtRNA 转录减少，致其功能丧失。在人和动脉粥样硬化小鼠的主动脉，线粒体 DNA 损伤的程度与 AS 的严重程度呈正相关。

（一）氧化应激诱导动脉粥样硬化的机制

超氧阴离子和过氧化氢的蓄积是诱导 AS 的重要因素，ROS 通过氧化某些调节性的半胱氨酸残基而调控数条信号通路的蛋白酶活性或酸化水平来改变下游基因表达影响细胞的增殖分化和迁徙等生物学效应。高水平的ROS可导致脂质、蛋白和DNA的氧化修饰引起细胞毒性、DNA损伤甚至是凋亡，最终表现为内皮细胞功能结构障碍、单核-巨噬细胞迁徙、平滑肌细胞和成纤维细胞的增生，从而导致AS的发生发展。对于血管来讲，升高的氧化应激水平直接导致ALDs/AGEs的高表达，这些产物可通过影响细胞内外的作用进而改变血管结构和细胞功能。

首先，AGEs可与细胞外基质成分如胶原、纤维连接蛋白和层粘连蛋白相互作用改变血管的弹性使血管变硬。第二，ALE/AGE可修饰LDL和载脂蛋白B100等改变其代谢活性，使它们变为"易吞噬性形式的LDL"，更容易结合清道夫受体进入巨噬细胞内部。最后，AGEs结合细胞外基质后，不仅改变了血管的结构而且影响了细胞的功能，血管基底膜的层粘连蛋白、I和IV型胶原糖基化后可改变血管细胞的炎症因子和生长因子的释放。氧化应激可通过直接氧化修饰转录因子和通过酸化/去酸化反应调节转录因子活性。NF-κB和AP-1是受细胞氧化/还原状态影响的主要转录因子，它们可调控多种炎症因子的表达，参与细胞的炎症反应，加速AS进程。过氧化氢、氧化性低密度脂蛋白和脂质过氧化物4-hydroxy-2-norienal可诱导内皮细胞中的AP-1的表达量并增强其与DNA结合活性。

（二）RAGE与氧化应激之间的关系

蛋白/脂质过氧化物或者糖基化终产物（同时也是RAGE的配体）刺激内皮细胞、平滑肌细胞、单核细胞后可产生氧自由基和炎症因子，应用抗RAGE免疫球蛋白G或sRAGE后均能抑制上述作用，提示配体需要结合RAGE后才能诱发炎症反应和氧自由基的产生；另外抗氧化剂如：N-乙酰半胱氨酸、普罗布考或维生素E也可抑制配体-RAGE介导的损伤作用，说明RAGE诱导的细胞损伤是依赖至少是部分依赖ROS的产生，那么配体-RAGE是通过什么环节诱导ROS产生的呢? M-P Wautier等的实验结果发现配体-RAGE介导产生的ROS可被NADPH氧化酶抑制剂HMAP所抑制，而且 AGEs 刺激 gp91phox-nuU 巨噬细胞时 ROS 的产生量也大大减少,所以 RAGE 主要是通过激活 NADPH 氧化酶来刺激 ROS 产生的。

尽管细胞内的 ROS 产生有数种途径,但是 NADPH 氧化酶是最主要的途径,所以 RAGE 通路在 ROS 的产生过程中发挥了重要作用,体内实验也验证了如果在动脉粥样硬化小鼠(ApoE-/-mice 和 LDLR-/-mice)敲除 RAGE 后它们的活性氧是明显下降的。综合起来,ROS 可刺激 RAGE 的产生而 RAGE 通过多种途径刺激 ROS 及其配体如 AGE 的产生或者活化其调控核转录因子 NF-κB,从而正反馈刺激 RAGE 和 ROS 的产生,进一步放大炎症反应。

6.2 Gal-3 与动脉粥样硬化

动脉粥样硬化是一种炎症性的疾病,Gal-3 是一种重要的炎症反应调节因子,而且它还可调节细胞—细胞、细胞—细胞外基质之间的黏附,另外还有很强的对单核-巨噬细胞的趋化作用,并且参与到巨噬细胞的吞噬能力、抗巨噬细胞凋亡等多个与动脉粥样硬化发生发展相关的环节。

6.2.1 Galectin-3 的结构和组织分布

Gal-3 是一种相对分子质量为 29~5 kDa 的 β 半乳糖苷结合蛋白,既往曾被作为巨噬细胞表面抗原-2(macrophage surface antigen-2,Mac-2)、糖类结合蛋白(35 kDa carbohydrate-binding protein,CBP-35)、s 结合蛋白(s-binding protein,sBP)、凝集素 RL-29、HL-29、L-34,以及非整合素层粘连蛋白结合蛋白(laminin binding protein,LBP),这些蛋白的氨基酸和基因序列分析显示具有高度同源性,故目前统称为 Gal-3。Gal-3 包括三个结构域:NH2 末端结合域,一个糖结构识别域和一个特有的富含甘氨酸、脯氨酸和酪氨酸重复序列的结构域。NH2 末端结合域包括控制细胞的 12 个氨基酸残基,为与具有糖轭合物的细胞表面结合时发挥多种功能所必需,

C-氨基末端的糖结合域可被胰蛋白酶裂解为包含 140 个氨基酸残基的糖结构识别域，这是 Gal-3 特异的分子结构。Gal-3 对 α 和 β 半乳糖苷酶有特殊的亲和力，可与细胞内糖蛋白、细胞表面分子和细胞外基质相互作用，其基因位于染色体 lpl3 及 14q21-22，由 CRD 与一个胶原蛋白重复结构域融合而成。Gal-3 常以同二聚体的形式存在，且在 CRD 上还具有罕见的串联重复氨基酸侧链。Gal-3 主要表达在单核细胞、巨噬细胞、上皮细胞、肿瘤细胞和激活的 T 细胞。Gal-3 主要存在于细胞质中，细胞核和细胞表面也有表达，由于其缺乏经典的信号序列，还可通过非经典途径分泌到细胞外，以自分泌或旁分泌的形式起作用，它与多种疾病密切相关，如糖尿病、动脉粥样硬化、感染性疾病、肿瘤等。

6.2.2 Gal-3 与动脉粥样硬化

Gal-3 在动脉粥样硬化发生机制中发挥了重要的作用，它参与介导了细胞-细胞外基质或/和内皮细胞之间的黏附、趋化，具有调节炎症、免疫反应及促进新生血管生成等功能，从而参与了 AS。

（一）Gal-3 介导了炎症细胞对内皮细胞之间的黏附和损伤

既往大量的实验证实：内皮细胞的损伤以及其与血液中的单核细胞互相黏附开启了 AS，其中许多已经熟知的黏附因子如 ICAM-1、VCAM-1、E/P-选择素等参与其中，但是通过对异种皮抑制的研究表明，一种依赖凝集素的识别途径参与了宿主单核细胞对内皮细胞的黏附，而 Ga1-3 具有增强白细胞黏附的能力，所以 Rongyu Jin 和 Allen Greenwald 以 Gal-3 为靶点发现 Gal-3 的配体 α 半乳糖，针对 Gal-3 的抗体或者敲除内皮细胞的 α 半乳糖都可以阻断人单核细胞黏附于猪内皮细胞的作用，另外 Gal-3 还可以促使 p2-整联蛋白转换为高亲和力形式进而促进单核细胞的黏附，所以上述结果提示 Gal-3 也可作为一种黏附因子。该课题组进一步的研究发现单核细胞的 Gal-3 还可以通过降解和内化内皮细胞的紧密连接蛋白从而引发内皮的损伤。Paul Canning 等研究成熟 AGEs 对内皮的损伤作用后发现，敲除作为 AGEs 结合蛋白的 Gal-3 后可明显抑制 AGEs 介导的 VEGF 的产生及后续的内皮细胞紧密连接的完整性，提示 Gal-3 具有破坏内皮细胞结构完整性的作用。鉴于层粘连蛋白和纤连蛋白可作为 Gal-3 的配体，所以它也参与了多种炎症细胞和细胞外基质之间的黏附作用。

（二）Gal-3 是单核-巨噬细胞的活化和趋化因子

单核细胞识别、黏附损伤内皮后进入内皮细胞下分化为巨噬细胞，然后在多种刺激因素作用下活化分泌大量炎症因子，放大炎症反应推动 AS 进展。Rongyu Jin 和 Allen Greenwald 的研究还发现单核细胞结合内皮细胞后 α 半乳糖可刺激单核细胞高表达 Gal-3，Gal-3 可活化单核细胞促其产生氧化应激产物，另外它还可刺激周边的单核细胞高表达黏附因子、直接损伤内皮细胞，放大炎症反应。另外 Gal-3 可通过结合其细胞膜受体 CD98 活化 PI3K 信号通路，从而活化巨噬细胞。在目前已知的 Galectins 中 Gal-3 是唯一一种对炎症细胞有趋化作用的成员，体内的实验发现：（1）Gal-3 促进单核细胞向肺泡内趋化聚积；（2）在硫基乙酸盐诱导的腹膜炎模型中，Gal-3 基因敲除的小鼠腹腔内聚积的巨噬细胞明显少于野生型的小鼠。Hideki Sano 等人通过体外实验证实 Gal-3 是一种新型的而且比传统趋化因子 MCP-1 效果更强的针对单核细胞和巨噬细胞的趋化因子，而且 Gal-3 的 N 端和 C 端结构域是介导趋化作用所必需的。Gal-3 的趋化活性与单核细胞钙离子的内流相关，而且可被抑制 G-蛋白偶联信号途径的百日咳毒素（pertussis toxin，PTX）显著阻滞。

（三）Gal-3 是强有力的抗凋亡因子

在易损 AS 斑块中巨噬细胞是其最主要的细胞成分，而且该细胞凋亡发生率很高，一方面，凋亡的细胞是重要的炎症反应诱导源，可以持续激发炎症反应；另一方面，凋亡可触发邻近细胞的死亡，巨噬细胞吞噬大量的死亡细胞又进一步加剧了自身的凋亡，最终致使死亡细胞难于清除，死亡细胞的堆积和聚积形成坏死核心，加速斑块不稳定甚至破裂。Gal-3 具有明确的抗凋亡生物活性。在多种促凋亡因素的环境中，转染了高表达 Gal-3 的 Jurkat 细胞较对照细胞存活时间更长。干扰素-γ 和脂多糖可诱导巨噬细胞凋亡，与野生型小鼠相比在 Gal-3 基因敲除小鼠腹腔内巨噬细胞快速死亡，而且在多种细胞系中 Gal-3 都显示其具有良好的抗凋亡的生物学活性。进一步的研究表明 Gal-3 是通过以下机制参与到抗凋亡机制中的：第一，Gal-3 和抗凋亡蛋白 Bcl-2 有共同的结构特征，两者的 N 末端都富含脯氨酸、甘氨酸和丙氨酸，它们的 C 末端都含有一个 NWGR 四联结构，而且该 NWGR 结构已被证明具有抗凋亡的活性，所以 Gal-3 抑制细胞色素 C、Caspase-9 途径诱导的凋亡。第二，Gal-3 可通过降低 cyclins E/A 和升高此蛋白的抑制蛋白 p21WAF/CiPi 和 p27KIPI 的表达来抑制 anoikis 的凋亡。第三，Gal-3 与钙离子和磷脂结合蛋白-会合素（Synexin）相互结合后可转位到线粒体中从而防止线粒体破坏、细胞色素 C 释放。另外，Gal-3 还可以和前-凋亡分子 nucling 结合从而达到一致凋亡的效果。

（四）Gal-3 促进巨噬细胞吞噬和清除异物的能力

在 AS 中尤其是易损斑块内的巨噬细胞通过清除斑块的坏死细胞和异物等来抑制坏死核心的进展，有利于斑块的稳定性。Sano H 等发现无论是在体外还是体内实验中，如果在巨噬细胞中敲除 Gal-3 后，那么巨噬细胞的吞噬能力则大大降低，Confocal 的观测发现 Gal-3 与巨噬细胞吞噬的红细胞都分布于吞噬杯（phagocytic cup）和吞噬体中，这些结果提示 Gal-3 在巨噬细胞清除微生物和坏死的细胞的过程中发挥了重要的作用。上面的实验揭示了巨噬细胞内的 Gal-3 在吞噬性中的作用，随后 Anna Karisson 等研究了细胞外的 Gal-3 在巨噬细胞吞噬凋亡细胞中的作用，它们发现如果加入外源性的 Gal-3 后巨噬细胞内吞体以及内吞入细胞内凋亡细胞数量也明显增加，而且 Gal-3 的配体如半乳糖和 N-acetyllactosamine 可阻断上述效应，所以 Gal-3 作为一种调理素介导了吞噬细胞和坏死细胞之间的连接或者起到一种桥梁作用。

（五）Gal-3 与动脉粥样硬化的动物实验

目前有两项关于在 C57BL/6J 和 ApoE 基因敲除小鼠上再敲除 Gal-3 后再诱导 AS 的实验，Carla Iacobini 等给与 C57BL/6J 小鼠致动脉粥样硬化饲料（含有 1.25% 的胆固醇）8 个月后在主动脉根部诱导形成具有易损斑块性的斑块，经过形态学的评估发现：在野生型小鼠只能形成脂纹期斑块，敲除 Gal-3 后更倾向于形成复合病变性的斑块，而且敲除 Gal-3 后发现斑块内 ALE/AGE 增多，氧化应激和炎症反应增强以及活化的天然和获得性免疫反应。作者进一步深入研究了 Gal-3 在 AS 进展中的作用并做了以下阐述：第一，也是非常重要的，Gal-3 确实是一种炎症反应的调节因子，这包括：（1）启动单核细胞的氧化应激反应；（2）增加中性粒细胞、内皮细胞和层粘连蛋白之间的黏附作用；（3）对单核-巨噬细胞有很强的趋化作用。第二，Gal-3 和 RAGE 都作为 AGE 的受体，一旦敲除 Gal-3 后 RAGE 会迅速升高，RAGE 是 AS 重要的调节因子，它具有持续活化 NF-κB 的能力，放大了炎症反应，而且 RAGE 可通过上调活性氧的产生升高多种黏附和趋化因子，另外促降解细胞基质的蛋白酶类，从而加速 AS 的进展。第三，由于 Gal-3 有增强巨噬细胞吞噬性的作用，所以敲除 Gal-3 后斑块内部的巨噬细胞清除/吞噬凋亡细胞的作用减弱，导致坏死核心增大。最后，Gal-3 具有很强的抗凋亡的作用，所以敲除 Gal-3 后斑块内凋亡 caspase 增加，另外作为 AGE 和 oxLDL 的受体，一旦把它敲除，那么斑块内的 ALE/AGE 和脂质成分清除会出现障碍，导致这些物质的堆积促炎症反应。上述结果提示：在脂蛋白诱导的 AS 情况下，Gal-3 可能具有下调巨噬细胞和淋巴细胞的 RAGE-依赖的炎症反应通路的能力，另外 Gal-3 具有清除修饰的脂蛋白和调节炎症反应的能力。Carla Iacobini 的实验结果提示 Gal-3 在 AS 中具有保护性的作用，但是 Maurice Nachtigal 等在 ApoE 基因敲除小鼠后再敲除 Gal-3 发现，敲除

Gal-3 后大周龄的 ApoE 基因敲除小鼠炎症反应和斑块的大小都受到了抑制，所以他们的结论是 Gal-3 是促 AS 进展的，尤其是在易损斑块发展中。

（六）Gal-3 与动脉粥样硬化的人体实验

上面叙述了 Gal-3 在 AS 中的作用，所以 Marianna Papaspyridonos 等通过研究人体的 AS 斑块后发现在易损斑块内部的 Gal-3 较稳定斑块是明显升高的，而且 Gal-3 和 CD68（巨噬细胞的 Marker）分布是一致的，因为易损斑块中的巨噬细胞较平滑肌细胞的比例是大大升高的，所以 Gal-3 可以作为一种评估斑块稳定性的生物标记物。他们的实验也发现 Gal-3 是一种针对巨噬细胞的非常强的趋化因子，而且 G 蛋白偶联受体通路参与了 Gal-3 诱导的趋化作用。这项课题向人们展示了 Gal-3 是在易损/不稳定斑块内高表达的炎症因子而且可放大炎症；它的主要效应是作为一种强的趋化因子，而且还可以刺激多种趋化因子表达，总之，Gal-3 是评估斑块稳定性的一种新的生物学指标。

6.3 RAGE 及其基因多态性与冠状动脉粥样硬化性心脏病的相关性

随着我国社会、经济的不断发展，冠状动脉粥样硬化性心脏病（coronary heart disease，CHD，简称冠心病）的患病率和死亡率呈逐年上升趋势。虽然经过药物、PCI 以及手术等积极治疗，但我国冠心病的发病率和死亡率仍未能下降。这个现象要求对冠心病的发病机制重新审视，要努力寻找除了高龄、高血糖、高血压、高脂血症、男性、肥胖、有冠心病家族史等既往传统的心血管危险因素以外的发病机制和危险因素。越来越多的研究证实动脉粥样硬化（AS）实际上是一种由多种炎性反应和免疫反应参与其中的慢性炎症反应性疾病。随着研究的不断深入，发现 RAGE 与 AGEs 等配体相互作用在动脉粥样硬化进程中起着举足轻重的作用。RAGE 属于细胞表面的免疫球蛋白超家族成员的跨膜受体，能与多种配体结合，它是 AGEs 最重要的受体。有研究表明 AGEs 及 RAGE 在动脉粥样硬化进程中发挥了重要作用。AGEs 与 RAGE 结合后影响细胞内信号转导、刺激细胞因子释放，引起氧化应激和炎症反应的增加，造成内皮功能不全，与冠心病关系密切。S100A12-RAGE 结合后，经过细胞内的信号转导通路使 ROS、NF-κB 等激活，参与多种基因转录的调节，促进 VCAM-1、ICAM-1、IL-1、IL-6、IL-8 等释放，使细胞之间、细胞与血管之间的黏附性提高，引起单核-巨噬细胞的位移、质多糖（LPS）入侵，导致动脉粥样硬化的发生和发展。sRAGE 是 RAGE 的 C 末端剪切体之一，它仅仅含有胞外区。sRAGE 可以竞争性地阻断配体与 RAGE 相结合，抑制 RAGE 的病理作用，是冠心病的保护性因子。既往研究发现了 RAGE 与冠心病的相关性，RAGE 在冠心病患者表达增多，而其血清中 sRAGE 水平下降。但 RAGE 对冠心病的作用机制目前仍未完全诠释，而且目前为止鲜有 RAGE 在老年冠心病患者中的作用及其机制的相关报道。

卢妙等研究晚期糖基化终产物受体与不同年龄冠心病患者的相关性，关注其对冠心病的作用机制，特别是对老年人冠心病的作用机制。

方法： 选取江苏省人民医院心血管科收治的胸痛患者，每位患者均行经皮冠状动脉造影术（CAG）以明确诊断，按照患者的年龄分为成年人组（60 岁以下）共 272 名和老年人组（60 岁以上）共 268 名；再根据冠脉造影结果将每组分为三个亚组：冠心病亚组（前降支、回旋支、右冠中至少有一支主要血管管腔狭窄大于等于 50%）、冠状动脉粥样硬化亚组（冠状动脉有粥样硬化斑块，但管腔狭窄小于 50%）和冠脉造影正常亚组。收集每位入选患者的一般临床资料，了解并发症及目前服药情况。每位入选的患者均在入院后行二维超声心动图检查并留取清晨空腹外周静脉血血液样品 6ml，其中 4ml 送至江苏省人民医院检验科检测血常规、生化及凝血功能，另外 2ml 留作血清学检测。对于确诊冠心病的患者留取 PCI 术前、术后冠脉口处血液样本。使用双抗体夹心法酶联免疫荧光法（ELISA）测定静脉血及冠脉口血液的血清中 sRAGE、S100A12 和 VCAM-1 浓度水平。对于每位患者记录冠脉造影结果，根据结果进行 Gensini 评分。研究不同年龄组冠心病与 sRAGE、S100A12 和 VCAM-1 浓度的相关性；比较不同年龄冠心病患者 sRAGE、S100A12 和 VCAM-1 浓度的差异；研究这些指标与 Gensini 评分的相关性，以此判断 sRAGE、S100A12 和 VCAM-1 浓度与冠脉病变严重程度的相关性。同时观察冠脉造影检查及 PCI 术是否对这些指标的浓度有影响。

结果：

（1）成年人组：与冠脉造影正常亚组相比，冠心病亚组血清 sRAGE 水平显著下降（87.7 ± 50.1 ng/L vs. 113.1 ± 58.5 ng/L，P<0.05）、S100A12 水平显著升高（6.6 ± 6.1 µg/L vs. 5.9 ± 5.0 µg/L，P<0.05）、VCAM-1 水平显著升高（86.3 ± 77.3 µg/L vs. 77.2 ± 62.5 µg/L，P<0.05），均有统计学差异；冠状动脉粥样硬化亚组 sRAGE 水平显著下降（94.7 ± 60.5 ng/L vs. 113.1 ± 58.5 ng/L，P<0.05）、VCAM-1 水平显著升高（84.1 ± 58.6 µg/L vs. 77.2 ± 62.5 µg/L，P<0.05），均有统计学差异，S100A12 水平有所升高（6.2 ± 4.9 µg/L vs. 5.9 ± 5.0 µg/L，P>0.05），但无统计学差异。与冠状动脉粥样硬化亚组相比，冠心病亚组 sRAGE 的水平下降（87.7 ± 50.1 ng/L vs. 94.7 ± 60.5 ng/L，P>0.05），S100A12、VCAM-1 的水平升高（6.6 ± 6.1 µg/L vs. 6.2 ± 4.9 µg/L，P>0.05）、（86.3 ± 77.3 µg/L vs. 84.1 ± 58.6 µg/L，P>0.05），但均无统计学差异。

（2）老年人组：与冠脉造影正常亚组相比，冠心病亚组血清 sRAGE 水平显著下降（76.6 ± 56.1 ng/L vs.104.6 ± 61.1 ng/L，P<0.05），S100A12、VCAM-1 水平显著升高（7.3 ± 6.9 µg/L vs. 6.5 ± 5.8 µg/L，P<0.05）、（96.4 ± 78.0 µg/L vs. 84.5 ± 66.2 µg/L，P<0.05）；冠状动脉粥样硬化亚组 sRAGE 水平显著下降（79.5 ± 78.5 ng/L vs.104.6 ± 61.1 ng/L，P<0.05），S100A12、VCAM-1 水平也有所升高（6.9 ± 6.3 µg/L vs. 6.5 ± 5.8 µg/L，P>0.05）、（90.1 ± 65.2 µg/L vs. 84.5 ± 66.2 µg/L，P>0.05），但无统计学差异。与动脉粥样硬化亚组相比，冠心病亚组的血清 sRAGE 水平降低（76.6 ± 56.1 ng/L vs. 79.5 ± 78.5 ng/L，P>0.05），S100A12（7.3 ± 6.9 µg/L vs. 6.9 ± 6.3 µg/L，P>0.05）、VCAM-1（96.4 ± 78.0 µg/L vs. 90.1 ± 65.2 µg/L，P>0.05）含量增加，但均无统计学差异。

（3）sRAGE 与 Gensini 评分呈负相关（r=-0.505，P<0.01）；S100A12、VCAM-1 与 Gensini 评分呈正相关（r=0.534，P<0.01）、（r=0.619，P<0.01），均有统计学意义。

（4）与成年组相比，老年人组 sRAGE 水平显著下降（76.6±56.1 ng/L vs. 87.7±50.1 ng/L，P<0.05），S100A12（7.3±6.9 μg/L vs. 6.6±6.1 μg/L，P<0.05）、VCAM-1（96.4±78.0 μg/L vs. 86.3±77.3 μg/L，P<0.05）水平显著升高，均有统计学差异。

（5）与 PCI 术前相比，无论是成年人组还是老年人组，患者 PCI 术后冠脉口血液中 sRAGE 含量显著下降（95.3±78.5 ng/L vs. 112.4±72.9 ng/L，P<0.05）、（83.3±53.1 ng/L vs. 94.1±45.5 ng/L，P<0.05），VCAM-1 水平显著升高（91.4±75.3 μg/L vs. 83.1±66.5 μg/L，P<0.05）、（114.3±92.5 μg/L vs. 95.3±78.5 μg/L，P<0.05）；S100A12（6.3±5.1 μg/L vs. 6.0±5.0 μg/L，P>0.05）、（7.3±6.9 μg/L vs. 7.1±6.9 μg/L，P>0.05）含量有所升高，但没有统计学差异。

结论：

（1）RAGE 与冠心病发病及其严重程度相关，随着年龄的增大，RAGE 的病理作用越明显。冠心病患者中 sRAGE 水平下降，S100A12、VCAM-1 水平升高。同时 sRAGE 与 Gensini 评分呈负相关，S100A12、VCAM-1 与 Gensini 评分呈正相关。冠心病患者中，老年冠心病患者血清 sRAGE 水平比成年组显著下降，S100A12、VCAM-1 水平显著升高。

（2）PCI 术使冠心病患者经历缺血再灌注损伤，PCI 术后冠脉口血液中 VCAM-1 水平显著升高，S100A12 含量也有所升高，而 sRAGE 含量显著下降。

冠心病的发病与许多危险因素相关，如高龄、男性、高血压、高血糖、高脂血症等。近期研究发现慢性炎症反应是冠心病发病的本质。不同的机制都可以引起氧化应激和炎症反应，RAGE 及其配体系统的病理作用在这些机制中备受瞩目。由于 RAGE 对机体的重要作用，尤其是对心血管疾病如冠心病的发病机制方面的作用都与其独特的结构特点相关，所以 RAGE 基因多态性及其对疾病遗传易感性的影响受到越来越多的重视，特别是在心血管领域。RAGE–G82S 位于 RAGE 基因外显子 3 区域，研究发现多种疾病发生的遗传易感性可能与 RAGE–G82S（rs2070600）突变有关，如冠心病、糖尿病视网膜病等。RAGE 基因启动子区域存在 –429T/C（rs1800625）多态性，该基因多态性与糖尿病视网膜病（DR）、糖尿病肾病（DN）相关。近来确定 RAGE 基因内含子区域也存在基因多态性 2184A/G（rs3134940），该基因多态性的作用日益受到研究者的重视。目前，这些基因多态性与冠心病的发病及冠心病的严重程度的相关性研究众多，但结果却不尽相同。因此，RAGE 基因多态性与我国汉族人群冠心病的关系还需要进一步研究。

目的： 分析我国江苏地区汉族人群中 RAGE 基因多态性 G82S（rs2070600）、–429T/C（rs1800625）、2184A/G（rs3134940）是否与冠心病的发病有关，并观察 sRAGE 与这些基因多态性的相关性。

方法： 选取江苏省人民医院老年心血管科 2016 年 1 月至 2017 年 2 月之间收治的临床上疑似冠心病入院的患者，均为江苏地区汉族人，年龄 60 岁以上，男女均可纳入，所有患者都予经皮冠状动脉造影术（CAG）。术后根据冠脉造影结果将患者分为冠心病患者及非冠心病患者。收集所有患者的临床资料、并发症、用药情况，行二维超声检查。空腹留取外周静脉血 8ml，其中 4ml 送检血常规、生化；2ml 离心后取血清，应用试剂盒测定血清 sRAGE 水平；另 2ml EDTA 抗凝血应用提取外周血细胞 DNA，设计引物，进行多重 PCR 反应，通过 SnaPshot 多重单碱基延伸反应，并测定基因多态性结果。

结果：

（1）RAGE 2184A/G（rs3134940）基因多态性中，杂合子 AG 基因型发生冠心病 OR 值是 1.23（0.61~2.50），经年龄、性别、吸烟以及并发症等多因素调整后，OR 值是 1.37（0.60~3.11），均无统计学意义（P>0.05）。GG 基因型冠心病发病 OR 值为 2.66（0.93~7.65），多因素调整后 OR 值变为 1.80（0.58~5.61），都没有统计学意义（P>0.05）。AG+GG 基因型对冠心病影响的 OR 值为 1.54（0.78~3.01），没有统计学意义（P>0.05），即使调整后也是如此，OR 值为 1.49（0.67~3.28），P>0.05。

（2）RAGE G82S（rs2070600）基因多态性中，AG 基因型对冠心病影响的 OR 值多因素调整前后分别为 0.62（0.30~1.28）、0.81（0.35~1.87），无统计学意义（P>0.05）。GG 基因型冠心病发病的 OR 值多因素调整前后分别为 0.96（0.44~2.07）、1.03（0.43~2.48），无统计学意义（P>0.05）。AG+GG 基因型冠心病发病的 OR 值多因素调整前后分别为 0.66（0.34~1.30）、0.83（0.38~1.82），仍然没有统计学意义（P>0.05）。

（3）RAGE-429T/C（rs1800625）是 2184A/G（rs3134940）的连锁基因，TC 基因型、CC 基因型以及 TC+CC 基因型都与冠心病的发病无相关性（P>0.05）。

（4）尽管非冠心病组 sRAGE 水平显著高于冠心病组（58.04±5.35 ng/L vs. 41.18±3.44 ng/L，P<0.01），差异有统计学意义，但 sRAGE 与 RAGE 基因多态性基因型的相关性分析显示：在冠心病组，与 rs3134940AA 基因型相比，AG 基因型及 GG 基因型患者血清 sRAGE 水平无显著性差异（46.87±8.57 ng/L vs. 38.24±3.83 ng/L，P>0.05）、（45.86±8.59 ng/L vs. 38.24±3.83 ng/L，P>0.05）。与 rs2070600AA 基因型相比，AG 基因型及 GG 基因型患者血清 sRAGE 水平无统计学差异（37.07±7.02 ng/L vs. 42.13±4.07 ng/L，P>0.05）、（43.85±17.47 ng/L vs. 42.13±4.07 ng/L，P>0.05）。在非冠心病组，sRAGE 水平在 rs3134940AG 基因型及 GG 基因型患者中与 AA 型差异无统计学意义（56.52±13.79 ng/L vs. 58.97±5.66 ng/L，P>0.05）、（35.29 ng/L vs. 58.97±5.66 ng/L，P>0.05）。与野生型 rs2070600 AA 基因型相比，AG 基因型、GG 基因型患者血清 sRAGE 水平差异无统计学意义（68.16±10.0 ng/L vs. 55.02±6.62 ng/L，P>0.05）、（36.57±15.60 ng/L vs. 55.02±6.62 ng/L，P>0.05）。rs1800625 是 rs3134940 的连锁基因，与 rs3134940 所有结果相同，sRAGE 与 rs3134940TC、CC 基因型均没有相关性。

结论：

（1）RAGE G82S（rs2070600）基因多态性、RAGE 2184A/G（rs3134940）基因多态性、RAGE-429T/C（rs1800625）基因多态性都与江苏地区汉族人冠心病无相关性。

（2）不管是在冠心病组还是非冠心病组，sRAGE 与 RAGE 基因 G82S（rs2070600）、2184A/G（rs3134940）及-429T/C（rs1800625）多态性均无

相关性，尽管 sRAGE 对冠心病有保护作用。

6.4 sRAGE 与慢性肾脏病患者动脉粥样硬化的相关性研究

陈超等探讨了慢性肾脏病（CKD）患者 sRAGE 水平及其与动脉粥样硬化的相关性。

方法： 102 例 CKD 患者作为观察组，41 例健康人群作为对照组，测定两组患者血清 sRAGE 水平、颈动脉内膜中层厚度（IMT）以及血肌酐、血脂等指标，探讨 sRAGE 水平与 CKD 患者各临床指标的相关性。

结果： 与对照组比较，观察组患者心血管事件发生率高，且 sRAGE、血肌酐、C 反应蛋白、收缩压、三酰甘油、空腹血糖和血磷水平升高（$P<0.05$），血红蛋白和胆固醇水平降低（$P<0.05$）；观察组患者颈动脉内径和斑块总数大于/多于对照组（$P<0.05$）；观察组患者 sRAGE 水平与年龄、标准化肾小球滤过率、IMT 均呈负相关（$P<0.01$）。

结论： sRACE 可作为评价 CKD 患者动脉粥样硬化病变的重要参考指标，为诊断及预防 CKD 患者心血管病变提供了帮助。

6.5 RAGE 基因-374T/A 多态性与颈动脉粥样硬化的相关性分析

急性脑梗死是我国常见病和多发病，且发病率逐年增加，其发病率和致残率居首位。颈动脉粥样硬化是急性脑梗死的常见原因。研究发现，颈动脉粥样硬化的发生与动脉内皮功能异常密切相关。炎症机制参与了血管内皮损伤，并导致动脉粥样硬化的形成和进展。AGEs 能与细胞表面受体结合，激活一系列信号转导系统，从而加重血管内皮损伤，诱导动脉粥样硬化的形成。RAGE 能与 AGEs、钙粒蛋白和淀粉样蛋白等配体特异性结合，激活下游的核转录因子 NF-κB，继而增强 ICAM-1、纤溶酶原激活物抑制剂

–1（plasminogen activitor inhibitor-1，PAI-1）及 MCP-1、VCAM-1 等炎症介质表达，启动并加剧动脉粥样硬化病理过程，同时诱导基质金属蛋白酶表达，加剧动脉粥样硬化斑块的不稳定性。RAGE 基因定位于染色体 6p21.3，共含有 11 个外显子和 10 个内含子，长约 3.27kb。已有 30 多种 RAGE 基因的单核苷酸多态性（single nucleotide polymorphism, SNP）位点被发现，其中位于启动子区及外显子区域的 SNP 能够影响 RAGE 基因的表达和功能，其中最受关注的主要有 RAGE-429T/C（rs1800625）、RAGE-374T/A（rs1800624）和 G82S（rs2070600）等 3 种。此外，RAGE 基因的表达还受到 RAGE 剪切变异体的调控。sRAGE 能竞争性结合 RAGE，继而缓解下游的炎症反应，从而延缓动脉粥样硬化过程。此外，新近发现的钙粒蛋白超家族成员 S100A12（extracellular newly identified RAGE binding protein， EN-RAGE）作为一种促炎症因子，与 RAGE 特异性结合，增强下游的炎症信号通路，加重动脉粥样硬化的过程，并与动脉粥样硬化斑块的稳定性密切相关。许波等通过对急性脑梗死和正常对照组 RAGE-374T/A 基因多态性、血清 sRAGE 和 EN-RAGE 水平进行检测，并测量两组患者颈动脉内膜-中膜厚度（IMT），对以下问题进行探讨：

（1）通过分析急性脑梗死和正常对照两组间的 RAGE-374T/A 基因多态性，探讨 RAGE-374T/A 基因多态性对急性脑梗死发病的影响。

（2）通过分析急性脑梗死不同亚型、有无并发糖尿病及颈动脉粥样硬化等亚组间的 RAGE-374T/A 基因多态性及等位基因频率，探讨 RAGE-374T/A 基因亚型对急性脑梗死的影响。

（3）通过分析急性脑梗死有无颈动脉粥样硬化、有无并发糖尿病及不同基因亚型间血清 sRAGE、EN-RAGE 水平，探讨 sRAGE、EN-RAGE 与颈动脉粥样硬化及 RAGE-374T/A 基因多态性的相关性。

（4）采用 Logistic 回归分析探讨颈动脉粥样硬化的危险因素。

方法：

（1）回顾性分析自 2011 年至 2015 年青岛市中心医院神经内科收治的急性脑梗死患者 325 例的临床资料，记录患者基线资料（包括年龄、性别、既往疾病史）等；同期选取接受健康查体的人群，其中年龄、性别与急性脑梗死组无差异；采用彩色多普勒超声检测两组人群颈动脉内膜–中膜厚度（IMT）。

（2）采用酚–氯仿法抽提两组人群基因组 DNA，采用 PCR–限制性酶切片段法分析两组人群 RAGE–374T/A 基因多态性。

（3）采用双抗体夹心法检测两组血清 sRAGE、EN–RAGE 水平。

结果：

（1）急性脑梗死组患者在高脂血症、糖尿病、IMT、血清 CRP、总胆固醇及 LDL–c 等方面显著高于对照组，差异具有统计学意义；而在合并发高血压病、吸烟及 HDL 等方面无差异；急性脑梗死组患者 sRAGE 及 EN–RAGE 水平与对照组比较，差异具有显著统计学意义（t=31.16，P=0.000；t=28.04，P=0.003）。

（2）急性脑梗死组 RAGE–374T/A 基因多态性与对照组比较，差异具有统计学意义（x~2=11.449，P=0.003），其中急性脑梗死组 TT 频率高于对照组（26.2% vs. 14.3%），AA 频率低于对照组（23.3% vs. 27.6%）；而 RAGE–374A 等位基因频率显著低于对照组（48.6% vs. 56.7%；x~2=4.116，P=0.042），揭示 RAGE–374A 等位基因对急性脑梗死可能具有保护作用。

（3）急性脑梗死不同亚型间 RAGE–374T/A 位点基因多态性及等位基因频率差异无统计学意义，提示 RAGE–374T/A 位点基因多态性与卒中亚型无关。

（4）与未并发糖尿病患者比较，并发糖尿病患者 RAGE–374T/A 基因亚型及等位基因频率无显著差异（x~2=3.402，P=0.183；x~2=3.366，P=0.067）。

（5）按照有无并发颈动脉粥样硬化将急性脑梗死患者分成 2 个亚组。2 亚组 RAGE–374TT、TA 及 AA 基因亚型的分布频率有显著统计学差异（x~2=4.13，P=0.005）；并发颈动脉斑块组 AA 基因亚型频率及 A 等位基因频率均低于未并发颈动脉斑块组，但提示 A 等位基因可能对颈动脉粥样硬化斑块形成具有保护作用。

（6）将急性脑梗死按照有无并发颈动脉粥样硬化分为 2 个亚组，比较 2 亚组相关因子的血清 sRAGE 及 EN–RAGE 水平差异。结果表明，与未并发颈动脉粥样硬化组比较，并发颈动脉粥样硬化的急性脑梗死患者血清

sRAGE 显著下降（2.81±0.6 vs. 3.02±0.74，t=2.59，P=0.047），而 EN–RAGE 水平显著升高（33.46±2.25 vs. 24.51±1.37，t=44.56，P=0.000）。

（7）进一步按照有无并发糖尿病对急性脑梗死患者进行亚组间 sRAGE 及 EN–RAGE 水平比较。结果表明，与未并发糖尿病患者比较，急性脑梗死并发糖尿病血清 sRAGE 及 S100A12 水平显著升高（3.01+0.95 vs. 2.53±0.64，t=5.41，P=002；32.58±2.47 vs. 23.62±3.24，t=25.75，P=0.000）。

（8）为明确急性脑梗死 RAGE–374T/A 不同基因亚型对血清 sRAGE 水平的影响，按照有无并发颈动脉粥样硬化将急性脑梗死分为 2 个亚组进行比较，结果表明，并发颈动脉粥样硬化的 RAGE–374AA 亚型急性脑梗死患者血清 sRAGE 水平显著低于 TT 及 TA 亚型（2.67±0.82 vs. 2.98±0.47，t=2.57，P=0.016），而未并发颈动脉粥样硬化的 RAGE–374AA 亚型急性脑梗死患者血清 sRAGE 水平显著高于 TT 及 TA 亚型（3.05.+0.76 vs. 2.58.+0.62，t=4.18，P=0.000）。

（9）采用 logistic 回归分析了急性脑梗死基线资料的相关因素及 RAGE–374T/A 基因位点 A 等位基因与颈动脉粥样硬化的相关性。结果表明，年龄、糖尿病、CRP 水平、血清 sRAGE 及 EN–RAGE 水平、RAGE–374A 等位基因是颈动脉粥样硬化的独立的危险因素。

结论：

（1）急性脑梗死与对照组 RAGE–374T/A 基因多态性有差异，RAGE–374A 等位基因对急性脑梗死可能具有保护作用。

（2）RAGE–374T/A 基因多态性与急性脑梗死病因分型及有无并发糖尿病无相关性，急性脑梗死并发颈动脉斑块组患者 AA 纯合子基因型频率低于未并发颈动脉斑块组，提示 A 等位基因可能对颈动脉粥样硬化具有保护作用。

（3）急性脑梗死患者血清 sRAGE 水平显著升高；不同 RAGE–374T/A 亚型间患者血清 sRAGE 水平有显著差异，提示 RAGE–374T/A 基因多态性能够影响 sRAGE 血清水平。

（4）急性脑梗死患者 EN–RAGE 在不同亚组间差异显著，提示 EN–RAGE 作为促炎症因子参与颈动脉粥样硬化的发生。

6.6 PI3K/Akt 信号介导 Nε–羧甲基赖氨酸参与动脉粥样硬化的机制研究

糖尿病会引发许多并发症，其中尤以动脉粥样硬化因其高致死率及高致残率受到全球医学界广泛关注。血管内皮下细胞吞噬氧化低密度脂蛋白（oxLDL）形成泡沫细胞是动脉粥样硬化发生发展过程中最为重要的起始阶段。关于泡沫细胞的最终宿命，目前多认为在纤维帽下发生凋亡或者坏死形成脂质坏死核心。随着现代医学对动脉粥样硬化疾病研究不断深入，人们逐步认识单核–巨噬细胞向内皮下内迁和泡沫细胞的外迁在正常生理情况下呈现动态平衡。但是在病理情况下这个过程就会被打破，导致内皮下内迁的细胞增多，同时外迁细胞却越来越少，形成细胞的大量聚集，促使动脉粥样斑块形成，加速血管壁恶性重构。丁英鹏等借助 ApoE 基因敲除小鼠及 RAW264.7 单核–巨噬细胞建立糖尿病动脉粥样硬化模型及泡沫细胞模型。观察高脂饮食、Nε–羧甲基赖氨酸（CML）及体内注射 PI3K 特异性激动剂 740Y–P 后对小鼠动脉粥样硬化斑块的影响及相关蛋白表达情况；观察 CML 对 RAW264.7 源性泡沫细胞迁移、细胞活性及相关蛋白表达的影响及 PI3K/Akt 信号通路在细胞迁移及细胞活性中的作用。

本实验主要由体内试验和体外实验两个部分构成。体内实验采用 ApoE 基因敲除小鼠为研究对象，通过腹腔内注射链脲佐菌素（STZ, 40 mg/kg·d）制备小鼠的糖尿病模型。将血糖浓度大于 300 mg/dL 的 ApoE 基因敲除小鼠分成如下四组：对照组（普通饲料）、模型组（高脂饲料）、CML 组（模型组+注射 CML：10 mg/kg·d）、740Y–P 组（CML 组+注射 740Y–P 5μmol/kg·d）；观察各实验组小鼠主动脉粥样硬化斑块形成情况。采用苏木素–伊红染色（HE 染色）分析 ApoE 基因敲除小鼠主动脉斑块组织形态学变化，油红 O 染色观察脂滴在小鼠斑块内的分布情况，免疫荧光、免疫组化、实时荧光定量 PCR 检测斑块内 CD68（巨噬细胞源性细胞重要标记物）、CML 表达，同时免疫荧光观察 p–Akt 在小鼠斑块中的表达情况及其具体位置，通过收集小鼠血清测量不同干预条件下小鼠血脂成分变化。在细胞实验中以 RAW264.7 细胞为研究对象，通过在培养基中添加 oxLDL 与 RAW264.7 细胞共孵育制备泡沫细胞模型。油红 O 染色定性检测泡沫细胞模型构建，酶法测定细胞内胆固醇含量变化，定量检测泡沫细胞模型构建。将构建好的泡沫细胞首先给予不同浓度 CML（0 μmol/L、1 μmol/L、10 μmol/L、100 μmol/L）干预，MTT、流式细胞仪检测不同浓度 CML 对 RAW264.7 源性泡沫细胞活性的影响；transwell 小室检测不同浓度 CML 对 RAW264.7 源性泡沫细胞迁移的影响，以期为下一步实验挑选较为合适的干预条件。接下来实验分组如下：对照组，oxLDL 组（对照组+oxLDL：40 μg/ml），CML 组（oxLDL 组+CML：10 μmol/L），740Y-P 组（CML 组+740Y-P：10 μmol/L）；transwell 小室检测不同实验组 RAW264.7 源性泡沫细胞的迁移，Western blot、细胞免疫荧光检测各实验组细胞内相关蛋白改变，鬼笔环肽标记的 F-actin 检测不同实验组中 RAW264.7 源性泡沫细胞内纤维性肌动蛋白的改变。

结果：

（1）模型组小鼠主动脉 HE 染色有典型的动脉粥样斑块形成，可见明显的纤维帽。CML 组的动脉粥样斑块更加明显，可见明显的纤维帽形成，出现脂质坏死核心，甚至出现纤维斑块破裂。740Y-P 组小鼠主动脉斑块面积较 CML 组明显减少，但是较模型组斑块稍增大，可见典型斑块形成，部分纤维帽局部有破裂发生。对照组小鼠主动脉有早期斑块形成，且血管壁相对比较完整，血管内皮偶有轻微破坏，未见明显纤维帽及坏死核心。

（2）免疫荧光显示模型组斑块面积较对照组增大，CML、CD68 荧光亮度较对照组增强，且在动脉粥样硬化斑块部位明显增多；CML 组较740Y-P 组和模型组斑块面积更大，荧光强度更强（特别是斑块部位）；740Y-P 组斑块面积较 CML 组明显减小，荧光减弱；但是较模型组斑块面积稍增大，荧光强度较模型组增强，同时 CML 可以下调 p-Akt 在斑块中荧光表达，740Y-P 可以部分逆转此过程，p-Akt 总体荧光变化趋势和 CML、CD68 荧光趋势呈现反相关。与对照组和模型组相比免疫组化及 RT-PCR 证实 CML、CD68 在 CML 组和740Y-P 组小鼠斑块内的表达呈现增多，其结果与免疫荧光强度结果类似（P<0.05）。

（3）oxLDL 可诱导 RAW264.7 细胞形成 RAW264.7 源性泡沫细胞。不

同浓度的CML干预都可以对RAW264.7源性泡沫细胞活性及增殖产生影响。且随着 CML 浓度的不断增加，对细胞活性的抑制作用增强。

（4）CML 可以抑制 RAW264.7 源性泡沫细胞迁移，这个过程可以部分被 740Y-P 所逆转。

（5）CML 可以明显增加 RAW264.7 源性泡沫细胞 cleaved caspase-3 蛋白表达，减低 p-Akt 蛋白表达，其结果可以部分被 740Y-P 逆转。

（6）CML 可以降低 RAW264.7 源性泡沫细胞内 F-actin 荧光强度，影响细胞迁移，740Y-P 可以部分增强 F-actin 荧光强度。

结论：

（1）CML 可以促进 ApoE 基因敲除小鼠主动脉粥样斑块形成，增加巨噬细胞源性细胞及脂滴在斑块内蓄积。

（2）CML 可以抑制 RAW264.7 源性泡沫细胞迁移，这个过程可以部分被 740Y-P 所逆转。

（3）CML 促进动脉粥样形成的作用可能与 CML 抑制巨噬细胞源性泡沫细胞迁移有关，其机制可能是通过抑制 PI3K/Akt 信号通路。

7 AGEs 及其受体在糖尿病相关疾病中的作用

7.1 AGEs 及其受体与衰老

衰老是指生物体在其后期生命阶段所发生的多方面的、十分复杂的、循序渐进的退化过程。虽然衰老是生命过程的必然规律，但推迟衰老的发生、发展既是必要的也是可能的。欲延缓衰老，必须首先掌握衰老的规律。尽管多年来国内外学者对生物体的衰老机制进行了不断的探索，提出了如自由基衰老学说、神经内分泌学说等多种假说。但归总起来不外乎遗传和代谢失调。其中代谢失调与衰老密切相关。近年来越来越引起人们关注的非酶糖基化与衰老的关系便与代谢失调不无关系。蛋白质等生物大分子发生糖基化修饰后，导致蛋白质理化性质改变，以致功能受损、脂质过氧化甚至基因突变等病变。其有害效应不仅仅体现在包括蛋白质交联在内的理化性质的改变上，还包括作用于不同的组织及细胞而产生的一系列信号变化，从而导致细胞、组织乃至整个机体功能发生衰老样改变。例如，可影响内皮细胞的抗凝活性，促进有促凝作用的组织因子或黏附分子的表达，加速动脉粥样硬化的进程；作用于肾小球系膜细胞诱导其分泌型胶原蛋白、层粘连蛋白等基质成分并影响胞内钙信号，引起肾小球肥大与硬化，刺激局部的单核–巨噬细胞分泌 IL-6、TNF-α 等细胞因子，并活化破骨细胞和胶原酶基质金属蛋白酶，造成骨吸收增加、骨密度下降等等。

7.1.1 AGEs 与细胞、组织的功能变化（老化）

AGEs 的形成是一个缓慢过程，首先是游离氨基攻击糖的醛基形成碱，然后发生重排产生可逆的早期糖基化产物，后者再发生复杂的分子重排最后形成不可逆的 AGEs。越来越多的证据表明，在老化机体和糖尿病患者体内逐渐累积，与细胞和几乎所有组织的退行性病理生理改变都有着密不可分的联系，其中得到较多研究的有阿尔茨海默病、帕金森病、肾小球基底膜变厚和系膜增生、白内障、动脉粥样硬化、微血管病变、肺顺应性下降等。1985 年 Cerami. A 等提出了非酶糖基化致衰老学说。我国学者也利用 D 半乳糖衰老模型证明可以引起机体衰老。AGEs 的病理作用比较复杂，不仅包括由于糖基化修饰生物大分子直接导致蛋白质理化性质改变、脂质过氧化甚至基因突变所产生的病理变化的直接病理作用，还包括通过其受体或其他结合蛋白的介导引起不同组织、细胞发生的一系列病理改变的间接病理作用。

（一）AGEs 在不同组织或细胞的衰老过程中的作用与机制

1.神经系统

许多证据表明，与年龄密切相关的神经变性性疾病也与 AGEs 关系密切。例如，老年患者的脑海马区和海马旁区神经细胞的核周体中广泛存在着 AGEs 阳性染色；AGEs 还存在于病人的老年斑、神经纤维缠结和 Hiranl 小体内以及病人的 Lewy 体中，这些都提示 AGEs 的蓄积与神经元衰老和神经元的变性坏死有关。AGEs 是如何影响大脑功能的呢？为数不多的研究表明，AGEs 修饰的蛋白可诱导神经元细胞内硫巴比妥酸反应性物质增加，提示氧应激水平升高；进而活化转录因子 NF-κB，增加 β 淀粉样蛋白前体，促进 A β 小肽的释放。AGEs 又可通过受体的介导活化星形胶质细胞，诱导其合成并分泌炎性细胞因子 GM-CSF，促进各种神经退行性疾病的神经元退化与死亡。

2.心血管系统

许多研究发现在糖尿病患者或衰老机体的主动脉或心肌血管上有 AGEs 沉积，并可分布于主动脉的内、中、外膜上。这种沉积可导致组织弹性下降、血管壁增厚、管腔狭窄甚至动脉粥样硬化等衰老样变化。血管基质上的 AGEs 可以通过使失活引起血管舒张缺陷，另外可以诱导致血管收缩的内皮素的表达，进一步改变血管舒缩功能。该作用系由内皮细胞表面受体介导所致，通过受体还可降低抗氧化物水平，增加细胞内氧自由基水平并进一步活化对自由基敏感的转录因子，促进受 NF-κB 调节的基因如有促凝作用的组织因子或黏附分子如 VCAM 的表达以及内皮细胞选择素的表达，这些都与动脉粥样硬化的早期阶段有关。通过诱导组织因子和降低血栓调节蛋白的活性，可改变内皮的抗凝功能，使之从平衡状态转入促凝状态。可使循环系统中的巨噬细胞黏附于血管壁，释放炎性介质致使血管损伤。另外，可促使钙沉积在血管外膜细胞上，并诱导外膜细胞表达碱性磷酸酶和骨桥蛋白，说明 AGEs 有使外膜细胞向成骨细胞分化的作用，这便部分解释了动脉粥样硬化灶中钙化点的出现。

3.肾脏

肾脏比较显著的增龄变化是肾小球硬化、肾小球基底膜增厚、间质内结缔组织增加等。衰老过程中 AGEs 在肾脏内缓慢蓄积。通过沉积在肾脏皮质、系膜区、肾小球基底膜和病变血管，可引起肾小球肥大和硬化。与之相关的分子机制是通过受体介导 AGEs 使肾小球系膜细胞内Ⅳ型胶原蛋白、层粘连蛋白 A1、B1、B2 硫酸肝素多糖等基质成分以及 TGF-β 的水平升高。还可诱导肾小球系膜细胞内的钙和氧应激水平升高，并活化 PKC-βⅡ，使之从胞质转位至胞膜。已知阻止 PKC-βⅡ的表达能够抑制动物模型中的蛋白尿。而肾功能的下降又导致低分子清除受阻，这便造成 AGEs 积累的恶性循环。因此，被称为尿毒症毒素。

4.骨、关节及其他纤维结缔组织

伴随衰老骨骼出现骨质疏松和骨强度下降。糖尿病患者牙周组织白细胞介素的皮下和血管以及老年人骨组织中常常有 AGEs 积累，并诱导受体水平升高。通过研究 AGEs 与骨吸收因子 IL-6 等的关系，发现 AGEs 在较高浓度时通过诱导 IL-6 等的合成和释放而增加骨吸收。另外，沉积的 AGEs 可以刺激局部的单核-巨噬细胞分泌 IL-1β、IL-6、TNF-α 等细胞因子，并活化破骨细胞和胶原酶基质金属蛋白酶，造成骨吸收增加，从而在糖尿病牙周病及老化的骨基质更新中发挥病理生理作用。另外，关节炎也与非酶糖基化有关。对北美印第安人一个种群的研究发现，类风湿性关节炎与免疫球蛋白的晚期糖基化修饰有关（IgG-AGEs），而且能产生抗 IgG-AGEs 的抗体的病人病情往往更严重。微球蛋白淀粉样变是进行长期透析的病人的严重并发症。β_2M 主要位于尾腱和骨关节结构中，研究表明 β_2M-AGEs 是此淀粉样蛋白的主要成分，可以降低病变部位的成纤维细胞内 IV 型胶原和 I 型胶原的合成水平。

5.免疫细胞

已知单核-巨噬细胞、淋巴细胞表面均有受体。AGEs 修饰的白蛋白、鞘髓质对单核细胞具有选择性趋化作用。内皮下的 AGEs 还能选择性诱导单核细胞跨越完整的内皮细胞单层进行迁移。当单核细胞向 AGEs 迁移并将 AGEs 吸收至胞内分解后，能产生低水平的细胞因子和生长因子如 TNF、IL-1、血小板来源的生长因子、胰岛素样生长因子-A，其中胰岛素样生长因子-A 的诱导是受体依赖的。如前所提及，在组织与体液中大量存在的 AGEs 可通过诱导这些细胞因子和生长因子来影响组织更新。T 淋巴细胞活化后与 AGEs 的结合率比活化前增高，这与 AGEs 受体在淋巴细胞活化后上调有关。

6.晶状体与视网膜

晶状体是一高度分化的组织，晶状体蛋白作为一种更新比较缓慢的分子，在衰老过程中逐渐变成棕色。随着交联的增加，光散射随之增加，晶状体也逐渐变得模糊，在糖尿病患者中可加快该反应的速率。白内障是与衰老和代谢障碍密切相关的疾病，随年龄的增加白内障的发病率呈线性升高。有研究发现非酶糖基化与白内障的发生有密切关系。糖基化引起白内障可能存在两种机制，一种是晶状体糖基化形成 AGEs，这可能与随年龄增长而增加的晶状体结构翻译后修饰的改变有关。另一种为 Na，K-ATPase 泵发生糖基化后导致渗透压改变，引起细胞裂解，产生白内障。实验性糖尿病大鼠模型的视网膜中 AGEs 与 AGEs 受体广泛存在，包括视网膜限制性内膜层和网织内层以及视网膜血管的内皮、平滑肌和外膜细胞内。可对外膜细胞产生毒性作用，使之数量减少，并通过促进内皮细胞生长因子的表达参与早期糖尿病视网膜病的发展。

（二）AGEs-RAGE 系统在动脉粥样硬化中的作用

1.激活信号转导通路调节细胞因子表达

AGEs 可以影响 RAGE mRNA 的表达，并通过 RAGE 发挥生物作用。当 AGEs 与 RAGE 相互作用后能引起氧化应激，并通过激活原癌基因 ras 编码的 p21RAS 蛋白及丝裂原活化蛋白（MAP）激酶途径，从而激活核因子 NF-κB。NF-κB 不仅调控血栓素-1、组织因子、血栓调节蛋白的基因转录，同时也调节多种炎性反应因子如 TNF-α、IL-1、IL-6 的产生，还使一些黏附分子包括 ICAM-1、VCAM-1 的表达增加，从而促进细胞增殖，增加血管通透性，引起巨噬细胞迁移，刺激内皮素的形成，增加Ⅳ型胶原、蛋白聚糖及纤维的合成，提高促凝活性，促进脂质的浸润。这些作用在动脉粥样硬化的发生、发展中产生重要影响。

2.对内皮细胞功能的影响

AGEs 促动脉粥样硬化形成与其作用于内皮细胞表面特异的受体 RAGE 从而引起内皮细胞活化和功能失调密切相关，在此过程中最主要的病理变化在于诱发细胞内 ROS 的生成增多。ROS 是调节血管结构和功能状态的重要信号分子，ROS 过多是动脉粥样硬化的危险因素之一。正常情况下，细胞所具有的抗氧化机制如过氧化氢酶（CAT）、超氧化物歧化酶（SOD）和谷胱甘肽过氧化物酶（GSH2PX）可清除活性氧，维持细胞氧化还原自稳态。而在 AGEs 作用下，这一稳态失调，ROS 产生的速率大于清除的速率，造成细胞内 RO 的蓄积。过多的 ROS 可以直接灭活一氧化氮，还可以通过对一氧化氮合酶（eNOS）辅助因子四氢生物蝶呤的降解引起 eNOS 解偶联等途径使 NO 合成减少。NO 是一种重要的血管松弛物质，它通过鸟嘌呤单核苷酸（GMP）生成增多而调节血管张力。内皮细胞合成的 NO 对多种细胞能发挥有效的内环境稳定和抗增殖的作用，是血管平滑肌细胞有丝分裂静止期必不可少的条件。ROS 还能与蛋白磷酸化酶、激酶、转录因子 NF-κB 相互作用，导致内皮细胞损伤，具有特异性的改变为内皮细胞活化、内皮细胞表型发生改变，特征为细胞表面黏附分子（如 ICAM-1、VCAM-1、E-selectin 等）的表达以及某些蛋白（如 MCP-1）的分泌，从而促进白细胞的趋化、黏附和移行，启动炎症反应。

3.对内皮祖细胞功能的影响

内皮祖细胞（endothelial progenitor cells，EPCs）是血管内皮细胞的前体细胞，主要存在于造血干细胞和骨髓基质细胞提供的造血微环境中。在血管损伤后骨髓 EPCs 从骨髓动员到外周血，随血液循环归巢到血管损伤部位并分化为成熟内皮细胞，促进损伤血管再内皮化、减轻血管损伤后新生内膜过度增殖、恢复内皮功能，从而起到修复损伤血管、防止动脉粥样硬化发生发展的作用。Scheubel 等的研究显示，AGEs 可抑制骨髓祖细胞功能，并且这种功能抑制呈浓度依赖性，同时认为 AGEs 的这种作用是老年人和糖尿病患者血管生成障碍的主要原因。

4.刺激平滑肌细胞增殖迁移

既往的研究显示将平滑肌细胞暴露于 AGEs 可导致细胞增殖，而 NO 浓度的减少也对平滑肌增殖起刺激作用。San 和 Hilenski 等的研究发现，AGEs 与 RAGE 结合刺激还原型辅酶Ⅱ（NADPH）氧化酶产生过氧化物，积聚的过氧化物是诱导血管平滑肌细胞增殖的关键，其通过 NF-κB 信号转导通路刺激平滑肌细胞增殖迁移，并且增强平滑肌细胞 MAPK、p38MAPK 及 AP-1

活性。另外，AGEs 还促进多种细胞因子分泌，如胰岛素样生长因子及血小板源生长因子（PDGF）等，促进平滑肌细胞增殖，加速动脉粥样硬化斑块发展。

5.促进单核–巨噬细胞迁移

Pertynska 等的研究发现经 AGEs 刺激后可以增加 VEGF、TNF-α 和组织因子的释放，从而激活单核–巨噬细胞。AGEs 与 RAGE 相互作用还可以促进单核–巨噬细胞迁移至 AGEs 沉积的组织，并且附着到 AGEs 表面而激活。

7.1.2 RAGE 信号途径与老年性聋发病过程的关系

老年性聋病因及发病机制复杂，主要是衰老、凋亡、氧化应激和线粒体突变四大假说，其中衰老的自由基学说被较多人所接受。但产生自由基的原因甚多，分子机制尚未统一，因此目前临床老年性聋的治疗不容乐观。RAGE 与 AGEs 结合可引起细胞内氧化应激和转录因子 NF-κB 的激活，并可进一步增强 RAGE 表达，从而引起持续的细胞损伤和功能紊乱。RAGE 介导的氧化应激在中枢神经系统损伤性疾病中至关重要，而在衰老的内耳中研究较少。

高险亭等通过老年性聋动物模型研究，探讨 RAGE 及其介导信号途径与老年性聋发生发展的关系。研究分以下三部分进行：

第一部分：C57BL/6J 小鼠年龄相关性听功能和内耳组织学的研究。

目的：研究不同月龄的 C57BL/6J 小鼠的听功能和内耳组织学特点，探讨老年性聋发病的动物模型。

方法：将 C57BL/6J 小鼠分为 2 月龄（幼年）、4 月龄（中）、10 月龄（老年）组，每组 10 只，分别行 ABR 阈值检测听力水平，组织学切片观察耳蜗形态结构，基底膜铺片观察耳蜗 Corti 器。

结果：

（1）听力学检查示：C57BL/6J 小鼠 ABR 反应阈值在 2 月龄组为 $10 \pm 1.24 dBnHL$；4 月龄组时 ABR 反应阈值上升到 $18 \pm 1.87 dBnHL$，与 2 月龄组相比较，$P<0.05$，有统计学意义；10 月龄组听力损失 $60 \pm 2.91 dBnHL$，与 4 月龄组相比，$P<0.01$，差异有显著的统计学意义。

（2）HE 染色见螺旋神经节细胞随年龄增大逐渐减少，到 10 月龄时明显较 2、4 月龄减少，内外毛细胞不同程度丢失，血管纹在老年组的小鼠内耳中变细窄。

（3）基底膜铺片示随年龄增长内外毛细胞由低回逐渐向顶回有所缺失，老年鼠外毛细胞缺失先于内毛细胞。

结论：C57BL/6J 小鼠随年龄增大呈老年性聋的听力变化。

第二部分：C57BL/6J 小鼠血清 AGEs、内耳 S100B 和 RAGE 表达的相关性研究。

目的：探讨 C57BL/6J 小鼠内耳 RAGE 表达和 AGEs、S100B 是否具有相关性。

方法：将 C57BL/6J 小鼠分为 2 月龄、4 月龄、10 月龄组，每组 10 只，采用 ELISA 法检测血清中 AGEs 含量，半定量 RT-PCR 检测 S100B 在耳蜗中的表达，Real time PCR 检测 RAGE 在耳蜗中的表达情况。

结果：

（1）2 月龄组小鼠血清 AGEs 浓度是 $71.33 \pm 7.09 ng/L$，4 月龄组 $105.44 \pm 12.1 ng/L$，10 月龄组 $226.67 \pm 7.63 ng/L$，经两两比较，$P<0.05$，差异有统计学意义。

（2）S100B 在 2 月龄小鼠耳蜗中的灰度值是 31836 ± 36324.72，在 10 月龄小鼠耳蜗中的灰度值是 67449.66 ± 1988.61，$P<0.05$，差异有统计学意义。

（3）Real time PCR 检测 RAGE mRNA 表达结果显示，将 2 月龄组小鼠内耳 RAGE 表达量为 1 定为标准对照组，4 月龄组小鼠内耳 RAGE 相对量 1.61 ± 0.07，10 月龄组 RAGE 相对量 3.13 ± 0.08，两两比较 $P<0.05$，差异均有统计学意义。

结论：C57BL/6J 小鼠随年龄增大血清 AGEs 含量增多，内耳 S100B 表达增高，而促使它们的受体 RAGE 表达增多，说明内耳 RAGE 表达和配体含量具有相关性。

第三部分：RAGE 介导的信号通路在老年性聋中的作用研究。

目的：通过研究 RAGE、NF-κB、P21 在小鼠耳蜗中的表达，探讨 RAGE 信号途径与老年性聋发生的关系。

方法：将 C57BL/6J 小鼠分为 2 月龄、4 月龄、10 月龄组，每组 10 只，免疫组化检测 RAGE、NF-κB、P21 在耳蜗中的定位表达，采用图像分析软件计算所染螺旋神经节细胞和血管纹的平均光密度值。

结果：免疫组化结果见 RAGE、NF-κB、P21 主要在小鼠耳蜗的螺旋神经节细胞、Corti 器和血管纹中表达；在耳蜗螺旋神经节细胞和血管纹中 10 月龄组平均光密度值比 4 月龄组大，4 月龄组平均光密度值比 2 月龄大，$P<0.05$，差异有统计学意义。

结论：RAGE、NF-κB、P21 在老化型小鼠耳蜗中均有表达且随年龄增大表达增多，说明 RAGE、NF-κB、P21 均参与老年性聋的发病过程，可能 RAGE 介导 NF-κB、P21 等相关蛋白导致听觉细胞丢失或损伤，表明 RAGE 介导的信号途径与老年性聋的发病过程有相关性。

7.1.3 AGEs 对心肌细胞线粒体自噬和老化的影响及其机制

衰老的过程中，损伤随机发生并逐渐积累，是一个无法避免的生理现象。当今社会老龄人口不断增加，年龄相关的退行性疾病如心血管疾病已然成为导致老年人群死亡的主要原因之一。机体内 AGEs 的缓慢蓄积是引起衰老的主要机制之一，在多种衰老相关性疾病的发生发展中发挥关键性作用。在心血管疾病的众多危险因素中，心肌老化是独立效应因子。在心肌组织中，AGEs 一方面可以修饰大分子和核酸，使细胞外基质蛋白发生不可逆交联，在心肌间质沉积发生纤维化从而导致心肌僵硬度增加；另一方面，它还可以通过与 RAGE 或通过直接作用等方式激活细胞内部多条信号通路，促发炎症反应、生成活性氧类物质，导致细胞自噬或凋亡等病理变化，从而导致心脏结构和功能改变，出现心肌舒张功能减退。在衰老的过程中伴随另外一个现象的发生：线粒体自噬，即机体靶向降解受损的或衰老的线粒体的过程。线粒体自噬系统的异常参与多种老化相关性疾病，诸如心血管疾病、糖尿病、阿尔茨海默病、帕金森病、亨廷顿氏症等。

有研究表明，PINK1/Parkin 信号通路是哺乳类动物细胞中调节线粒体自噬的经典途径，参与神经退行性疾病的发病过程。研究表明衰老和线粒体自噬存在重叠的信号通路及调节分子，但是线粒体自噬在老化过程中扮演的具体角色尚不明确。诸多文献表明，在多种细胞中，AGEs 可以激活线粒体自噬，并且抑制其特异性受体 RAGE 后能显著减少自噬溶酶体的形成。但是，在 AGEs 诱导的心肌细胞老化的过程中，AGEs 激活的线粒体自噬发挥怎样的作用以及其具体分子机制如何鲜有报道。综上所述，深入研究 PINK1/Parkin 介导的线粒体自噬对 AGEs 诱导的心肌细胞老化的影响及可能机制有重大临床意义。

查志敏等探讨了晚期糖基化终产物诱导心肌细胞线粒体自噬的机制及其在心肌细胞老化过程中的作用。

方法： 用 AGEs 干预新生乳大鼠心肌细胞后，通过 β 半乳糖苷酶染色和 Western blot 分别检测 β 半乳糖苷酶活性和老化相关蛋白 p16 的表达，通过 Western blot 检测线粒体自噬相关蛋白 PINK1、Parkin、LC3 和 p62 的表达水平。使用线粒体自噬抑制剂环孢霉素 A（CsA）及 PINK1 小干扰 RNA（siRNA）干预心肌细胞，从而研究线粒体自噬在 AGEs 诱导的心肌细胞老化中的作用。

结果： 与正常对照组相比，AGEs 干预的心肌细胞表现出 β 半乳糖苷酶染色阳性率明显增高，p16 蛋白表达量显著增加。同时 AGEs 以剂量依赖的方式增加了心肌细胞内 PINK1 和 Parkin 的蛋白表达水平，以及 LC3-Ⅱ/LC3-Ⅰ 的比值。而与此伴随的是 p62 表达量的显著下降。给予 CsA 干预以及 siRNA 敲降 PINK1 后，与 AGEs 干预组相比，PINK1、Parkin 的表达量以及 LC3-Ⅱ/LC3-Ⅰ 的比值明显降低，并且显著减轻由 AGEs 引起的 SA-β-Gal 活性增强和 p16 水平的上调。

结论： PINK1/Parkin 介导的线粒体自噬参与了 AGEs 诱导的心肌老化过程,减轻线粒体自噬的活性可能阻止心肌细胞的老化。

7.1.4 AGEs 诱导心肌细胞老化的机制及匹伐他汀的保护作用

随着生活水平的提高，人们对健康长寿更为关切。揭开衰老之谜，提出抗衰老对策，已成为当今世界老年学研究的热点。近几年较流行的衰老学说有：程序衰老学说、端粒学说、DNA 修复缺陷学说、糖基化学说、自由基学说、体细胞突变学说、神经内分泌学说、交联学说等。糖基化衰老学说是目前众多学者公认的衰老理论。AGEs 是糖基化反应的终产物，随着年龄的增加，AGEs 在人类和动物的多种组织或者器官中不断地积累，可作为衰老的一项重要指标。研究表明，当心肌发生老化时，心肌内出现 AGEs 增多，同时心肌发生结构重构和心脏舒张功能减退，从而导致心血管疾病发生。氧化应激在老化的过程中起着重要作用，而 AGEs 与 RAGE 相互作用就可引起 ROS 产生，导致氧化应激。线粒体不仅是自由基产生的主要场所，而且是自由基攻击的主要靶点，氧化损伤的线粒体 DNA 不断积累，又可破坏呼吸链复合物，使线粒体产生更多的氧自由基，形成恶性循环。随着年龄的增长，线粒体功能逐渐下降。机体老化的过程中，自噬在清除细胞内受损的大分子物质及细胞器方面起着重要作用。自噬功能随着年龄的增长而下降。有报道显示，自噬的适度激活可以延缓年龄相关的生理与病理现象的发生。氧化应激及线粒体损伤与自噬的发生密切相关。因而推测，氧化应激、线粒体损伤及自噬可能与 AGEs 引起心肌老化相关。国外研究者证实，他汀类药物可改善内皮祖细胞的老化。匹伐他汀是新一代 HMG-Co A 还原酶抑制剂，能显著降低低密度脂蛋白胆固醇及升高高密度脂蛋白胆固醇，还具有抗动脉粥样硬化、抗炎、抗氧化应激等作用。但是，目前关于线粒体氧化和自噬对 AGEs 引起心肌细胞老化的影响及匹伐他汀在心肌细胞老化中作用的研究很少，因此这两方面的探讨将有利于延缓心肌老化。

李世玲等探讨了 AGEs 诱导心肌细胞老化的机制以及匹伐他汀对 AGEs 诱导的心肌细胞老化的保护作用。

方法：AGEs（100 μg/ml）、抗 RAGE 抗体（1 μg/ml）及匹伐他汀（600 ng/ml）干预乳鼠心肌细胞 48h。通过 Western blot 和 β 半乳糖苷酶染色分别检测老化相关蛋白 p53、p16 的表达及 β 半乳糖苷酶活性；采用 JC-1、DCFH-DA 分别测定线粒体膜电位、细胞内活性氧（ROS）；通过 Western blot 检测自噬相关蛋白 Beclin1、p62。

结果：与对照组相比，AGEs 组 SA-β-Gal 活性明显增高，p53、p16 的表达量明显增加（P<0.01），同时伴随线粒体膜电位的降低（P<0.01）及细胞内 ROS 水平增加（P<0.01），Beclin1 表达量明显增加（P<0.05），而 p62 表达量明显降低（P<0.05）；给予抗 RAGE 抗体及匹伐他汀干预后，与 AGEs 组相比，SA-β-Gal 活性降低，p53、p16 的表达量明显降低（P<0.01）以及线粒体膜电位增高（P<0.01）、细胞内 ROS 减少（P<0.01），Beclin1 表达量降低（P<0.05）而 p62 表达量增加（P<0.05）。

结论：AGEs 与其受体 RAGE 作用可能通过氧化应激及线粒体损伤与自噬诱导心肌细胞老化；匹伐他汀对 AGEs 诱导的心肌细胞老化起保护作用，作用机制可能与调节氧化应激、改善线粒体损伤及自噬有关。

7.1.5 调节 RAGE 表达促进内皮祖细胞衰老

动脉粥样硬化是动脉的一种炎性、退行性和增生性病变，其病理生理基础在于血管损伤后新生内膜过度增殖及内皮功能不全。EPCs 是一类能增殖并分化为血管内皮细胞，但尚未表达成熟血管内皮细胞表型，也未形成血管的前体细胞。EPCs 不仅参与血管形成，同时也参与出生后血管生成和损伤血管内皮功能的修复，在防治动脉粥样硬化发生发展过程中扮演重要角色。骨髓 EPC 虽属于早期细胞，其功能和潜质仍不可避免地受到遗传和机体环境的影响，会出现细胞衰老的表现，不仅修复损伤血管内膜防治动脉粥样硬化的能力下降，甚至会导致血管损伤后新生内膜过度增殖，内皮功能紊乱，促使动脉粥样硬化的发生发展。了解影响 EPCs 衰老因素，明确其影响 EPCs 活性途径，提高 EPCs 功能活性，对防治动脉粥样硬化将产生积极的影响。陈剑飞等的研究中发现老龄大鼠的血清可以抑制年轻供体大鼠骨髓 EPCs 的活性，而使用年轻供体大鼠的血清则可以提高老龄供体大鼠骨髓 EPCs 活性，说明老龄大鼠血清中某些成分可以抑制 EPCs 功能。研究发现动脉粥样硬化会导致 EPCs 数量减少、活性减退，且与动脉粥样硬化程度正相关，认为某些和动脉粥样硬化相关的物质可能影响 EPCs 功能导致 EPCs 衰老。Dernbach 等发现 EPCs 相对于内皮细胞（EC）具有更低的 ROS 水平，EPCs 修复损伤血管的能力与其较低的 ROS 水平有关，ROS 水平升高，EPCs 修复损伤血管的活性降低。AGEs 通过 RAGE 调节细胞内氧化应激影响 EPCs 衰老，参与动脉粥样硬化发生发展过程。使用 AGEs 交联阻断剂 ALT-711 治疗，观察 ALT-711 治疗对不同年龄大鼠骨髓 EPCs 功能的影响；体外培养骨髓 EPCs，验证 AGEs 对 EPCs 生物学功能的影响；调节 EPCs 表面 RAGE 的表达，研究 RAGE 表达改变对 EPCs 衰老的影响。

方法：

（1）使用 AGEs 交联阻断剂 ALT-711 治疗，观察 ALT-711 治疗对不同年龄大鼠骨髓 EPCs 功能的影响：3~4 月龄、10~12 月龄、18~20 月龄 SD 雄性大鼠，随机分为 ALT-711 喂养组和对照组，从骨髓获取单个核细胞并进行体外培养、分化。培养 7d 后检测各组 EPCs 迁移、黏附、增殖能力。提取不同年龄段大鼠血清，分为 ALT-711 干预组和对照组培养年轻大鼠骨髓 EPCs，培养 7d 后检测培养的各组 EPCs 迁移、黏附、增殖能力。探讨供体年龄因素对骨髓内皮祖细胞功能的影响及 ALT-711 对高龄供体骨髓 EPCs 的活化作用。

（2）观察不同浓度 AGEs 对 EPCs 活性的影响：3~4 月龄 SD 雄性大鼠，从骨髓获取单个核细胞并进行体外培养、分化。培养 7d 后在 EPCs 中加入不同浓度 AGEs，测定 AGEs 作用 24h 后 EPCs 内活性氧、SOD、谷胱甘肽过氧化物酶（GSH-PX）含量，同时测定 EPCs 迁移、黏附、增殖能力。探讨 AGEs 对骨髓 EPCs 活性的影响。

（3）观察 CRP 对 EPCs 活性的影响：3~4 月龄 SD 雄性大鼠，从骨髓获取单个核细胞并进行体外培养、分化。培养 7d 后在 EPCs 中加入不同浓度 CRP，测定 CRP 作用不同时间后 EPCs 迁移、黏附、增殖能力。探讨 CRP 对骨髓 EPCs 活性的影响。

（4）研究 RAGE 介导的氧化应激对 EPCs 功能的影响及在 EPCs 衰老中的作用：使用不同浓度 CRP 刺激 EPCs，检测 CRP 对 RAGE 的上调作用和对 AGEs 与 RAGE 结合的协同促进效应；使用脂质体 2000 转染 siRNA 到 EPCs，检测 siRNA 对 RAGE 的下调作用；检测不同 RAGE 表达状态下 EPCs 内氧化应激强弱；使用 β 半乳糖苷酶染色检测 EPCs 衰老状态。

（5）研究阻断 RAGE 表达对颈动脉损伤模型的修复作用：建立颈动脉损伤大鼠切脾模型并随机分为对照组、高表达 RAGE 移植组和阻断 RAGE 表达组进行细胞移植，于细胞移植后 14d 检测各组颈动脉内膜/中膜比、血管张力。

结果：

（1）分离所得的单个核细胞初为圆形，培养 3~5d 后可观察到少量梭形贴壁细胞，7~10d 后出现大量梭形细胞，并可观察到梭形细胞首尾相连形成条索状结构。用 DiI–acLDL 及 FITC–UEA–I 对细胞染色后，通过荧光显微镜观察，染色双阳性细胞（黄色）为正在分化的 EPCs。vWF 免疫组化染色阳性细胞呈棕黄色。

（2）将不同年龄组培养 EPCs 进行迁移、黏附及增殖功能分析，结果提示随供体年龄的增长，骨髓内皮祖细胞迁移、黏附、增殖等功能减退（P<0.01），ALT–711 治疗可部分恢复；随大鼠年龄增加其血清对骨髓 EPCs 活性具有抑制作用，加入 ALT–711 干预可以拮抗这种效应。

（3）AGEs 作用后 EPCs 内活性氧含量明显增加，超氧化物歧化酶、谷胱甘肽过氧化物酶等抗氧化酶含量减少，EPCs 生物学功能明显减退（P<0.01），并且这种变化与 AGEs 浓度呈正相关（P<0.01）。

（4）C 反应蛋白作用后骨髓 EPCs 迁移、黏附和增殖能力明显减退。并且 C 反应蛋白的这种作用呈时间和浓度依赖性，随作用时间延长和/或浓度增加，EPCs 功能明显减退（P<0.01）。

（5）使用不同浓度 CRP 刺激 EPCs 可以上调 EPCs 表面 RAGE 的表达，

增强 AGEs 与 RAGE 结合,增强 EPCs 内氧化应激,促进 EPCs 衰老(P<0.01)。使用脂质体 2000 转染 siRNA 阻断 RAGE 可以削弱上述作用（P<0.01）。

（6）不同细胞移植对大鼠颈动脉修复有明显差异,低 RAGE 表达组修复颈动脉损伤程度明显优于高 RAGE 表达组（P<0.01）。

结论:

（1）供体年龄对骨髓 EPCs 有影响,随供体年龄增长骨髓 EPCs 迁移、黏附、增殖等功能减退。ALT-711 干预可以改善供体增龄导致的 EPCs 活性减退,拮抗老年供体血清对 EPCs 活性的负性调节效应。

（2）AGEs 促进 EPCs 内活性氧生成,减少抗氧化酶的合成,增强氧化应激,破坏细胞内环境稳定性,使细胞生物学功能受损,并且这种变化与 AGEs 浓度呈正相关。

（3）CRP 对骨髓 EPCs 活性有影响,随 CRP 浓度和作用时间增加,骨髓 EPCs 迁移、黏附、增殖等功能受损。

（4）CRP 呈浓度依赖性调节 EPCs 内 RAGE 表达,增强 AGEs 的作用。

（5）RAGE 表达改变可影响 EPCs 内氧化应激,改变骨髓 EPCs 功能,促进 EPCs 衰老。低表达 RAGE 的 EPCs 修复损伤内膜恢复血管功能的能力明显优于高表达 RAGE 的 EPCs。

7.1.6 D 半乳糖诱导衰老模型中 RAGE 和 P21 的表达

高志清等探讨了大鼠衰老模型中肝脏糖基化、氧化应激水平与 RAGE、P21 的蛋白表达之间的关系。

方法: 建立衰老动物模型,荧光法检测肝脏高级 AGEs 含量,硫代巴比妥酸（TBA）法检测 MDA 含量,邻苯二甲醛（OPT）法检测 GSH 含量,Western blot 检测 RAGE 和 P21 表达水平。

结果: 与对照组相比,模型组肝脏的 AGEs 和 MDA 含量显著升高,GSH 含量显著降低；RAGE 和 P21 蛋白表达水平显著升高。

结论: 在 D 半乳糖诱导的衰老模型中, 氧化应激和糖基化水平的升高与 RAGE 和 P21 的高表达有关，认为 RAGE 介导的细胞反应促进了衰老过程。

7.1.7 RAGE、Notch1 信号与免疫衰老

赵伟等在 AGEs 体外制备，且经检测符合标准的基础上，经尾静脉给大鼠注射 AGEs（AGEs 组），并与单纯血清鼠（RSA 组）、AGEs 加口服 ALT-711 鼠（AGEs+ALT-711 组）、青年对照鼠（Control 组）、老龄对照鼠（Aging 组）比较。应用生物化学技术、α-醋酸萘酯酶染色技术、MTT 检测技术、透射电镜技术、流式细胞术、荧光定量 PCR 技术、Western blot 和免疫荧光-激光共聚焦技术，检测连续给药 45d 后，观察不同组大鼠胸腺、脾脏 MDA 含量，SOD 和 GSH-Px 活性，T 淋巴细胞数量及 T、B 淋巴细胞增殖功能，胸腺与脾脏光镜及超微结构改变、胸腺 T 淋巴细胞亚群变化、胸腺 AGEs 特异受体 RAGE 和影响细胞分化的 Notch1 mRNA 及蛋白变化，旨在揭示 AGEs 诱导大鼠免疫器官衰老及其对胸腺淋巴细胞亚群分化的影响，并进一步探讨其影响胸腺淋巴细胞亚群分化机制，为 AGEs 所致各种疾病中机体免疫状态的评估及其在免疫衰老中的作用提供理论依据。

结果：

（1）以大鼠血清蛋白与 D-葡萄糖体外孵育制备 AGEs，无菌孵育 90d 后，经荧光分光光度计检测，AGEs 样本荧光值是对照单纯血清蛋白荧光值的 9 倍，证明 AGEs 体外孵育成功。应用鲎试剂法检测样本细菌内毒素，结果其内毒素含量符合注射标准。

（2）大鼠连续给药 45d 后，其生长未见异常。AGEs 鼠与老龄鼠血清、胸腺、脾脏 AGEs 水平明显高于青年对照组和 RSA 组（$P<0.01$）；AGEs+ALT-711 组与 AGEs 组比较血清、胸腺、脾脏 AGEs 水平明显降低，差异极显著（$P<0.01$），表明外源 AGEs 可致大鼠血清及免疫器官胸腺、脾脏中 AGEs 水平升高，从而产生相应病理变化；ALT-711 可裂解 AGEs，阻止其在血清及胸腺、脾脏中的蓄积。

（3）AGEs 鼠、老龄鼠胸腺、脾脏 MDA 含量较青年鼠、RSA 鼠明显升高，差异极显著（P<0.01），而 SOD、GSH-Px 活性极显著降低（P<0.01）；AGEs+ALT-711 鼠与 AGEs 鼠比较，其胸腺、脾脏 MDA 含量明显下降，差异极显著（P<0.01），SOD、GSH-Px 活性明显升高（P<0.01 或 P<0.05），表明 AGEs 可通过改变机体氧化与抗氧化平衡诱导胸腺、脾脏衰老，而 ALT-711 可明显减缓上述变化趋势。

（4）青年鼠、RSA 鼠、AGEs+ALT-711 鼠胸腺、脾脏组织病理变化不明显，胸腺主要表现为皮质较厚，淋巴细胞排列紧密，皮髓界限清楚；脾脏表现为白髓结构完整、形态未见异常，淋巴细胞密度较大，红白髓区明显。AGEs 鼠与老龄鼠组织与其他 3 组差异显著，胸腺皮质明显萎缩，淋巴细胞数量降低，皮髓界限模糊不清，髓质由斑块状逐渐连成一体；脾脏表现为白髓数量明显减少，结构不规则，淋巴细胞数量少，红白髓区消失，白髓大部分区域被红髓取代。超微结构显示，青年鼠、RSA 鼠、AGEs+ALT-711 胸腺、脾脏超微结构相似，均表现为细胞核较大且呈圆形，细胞核异染色质呈团块状分布，线粒体结构正常，嵴结构清晰；AGEs 鼠与老龄鼠胸腺、脾脏超微结构相似，且与其他 3 组差异显著，表现为细胞核固缩且形态不规则，出现染色质边集的早期细胞凋亡现象，线粒体嵴断裂、且广泛出现空泡化。提示 AGEs 可诱导大鼠免疫器官胸腺、脾脏结构的衰老样变，而 ALT-711 可阻止或减缓上述改变的发生、发展。

（5）AGEs 鼠、老龄鼠胸腺、脾脏 T 淋巴细胞数量较青年鼠、RSA 鼠、AGEs+ALT-711 鼠明显降低，差异极显著（P<0.01），提示 AGEs 可诱导大鼠胸腺、脾脏 T 淋巴细胞数量减少，呈现衰老样变，而 ALT-711 可明显减缓上述变化趋势。

（6）AGEs 鼠、老龄鼠胸腺，脾脏 T、B 淋巴细胞增殖能力较青年鼠、RSA 鼠、AGEs+ALT-711 鼠均明显降低，差异极显著（P<0.01），提示在 AGEs 诱导下，大鼠胸腺、脾脏 T、B 淋巴细胞增殖能力降低，呈现衰老样变，而 ALT-711 可显著减缓这种变化。

（7）老龄鼠与青年鼠相比较，胸腺淋巴细胞亚群中 CD4、CD8 双阴性，CD4 单阳性胸腺细胞比例显著增加，而 CD4、CD8 双阳性，CD8 单阳性胸腺细胞极显著减少（P<0.01）；RSA 鼠和 AGEs+ALT-711 鼠胸腺淋巴细胞亚群比例与青年鼠相一致，而 AGEs 鼠则与老龄鼠相一致。可见 AGEs 可明显影响大鼠胸腺 T 淋巴细胞分化，并且呈现衰老样改变。

（8）青年鼠、RSA 鼠、AGEs+ALT-711 鼠 RAGE 及 Notch1 的 mRNA 表达未见统计学差异（P>0.05）；AGEs 鼠和老龄鼠 RAGE mRNA 水平较青年对照鼠明显增高（P<0.01），而 Notch1 mRNA 水平却明显降低（P<0.01）；AGEs 鼠和老龄鼠 RAGE、Notch1 mRNA 水平没有显著差异（P>0.05）。以 Western blot 与免疫荧光-激光共聚焦两种方法检测 RAGE、Notch1 蛋白表达，其检测结果完全一致，结果显示与青年鼠、RSA 鼠、AGEs+ALT-711 鼠比较，AGEs 鼠、老龄鼠 RAGE 蛋白表达明显增加，而 Notch1 蛋白表达显著减少。蛋白表达检测结果与 mRNA 检测结果相一致。综合 mRNA 及蛋白水平检测可见，AGEs 诱导了胸腺 RAGE 和 Notch1 mRNA 及蛋白水平的变化，其变化趋势与老龄鼠相一致，同时 ALT-711 抑制了 AGEs 的诱导作用。提示 RAGE 及 Notch1 在 AGEs 诱导胸腺淋巴细胞亚群衰老样变化中发挥重要作用，可能是二者单独或协同作用的结果。

总之，该研究体外制备的 AGEs 鉴定合格，符合注射液标准，给大鼠注射后可引起血清、胸腺、脾脏 AGEs 水平显著上升，进而诱导胸腺、脾脏 MDA 含量升高，SOD 和 GSH-Px 活性下降、T 淋巴细胞数量减少及 T、B 淋巴细胞增殖能力降低，促进胸腺、脾脏组织结构呈现衰老样改变，并且促进胸腺 T 淋巴细胞亚群分化的衰老样变，上述变化可能是 AGEs 受体 RAGE 与影响细胞分化的重要蛋白 Notch1 单独或共同作用的结果。AGEs 诱导大鼠胸腺、脾脏及胸腺 T 淋巴细胞分化产生衰老样变，会进一步影响机体的免疫系统功能；因此，对评估临床 AGEs 相关疾病及老年患者免疫状态具有重要的指导意义。

7.1.8 心肌老化与非酶糖基化的相关研究

研究衰老、老年病的发病机制，需要可靠的衰老模型，应用自然衰老模型成本高，周期长，目前国内外根据衰老学说已研制出较多的衰老动物模型，我国学者根据非酶糖基化交联学说研制出 D 半乳糖衰老动物模型，但此模型有关心血管系统在组织、细胞及分子水平缺少系统性研究，特别与自然衰老之间的可比性试验资料较少，郭妍等分别从心脏整体结构及心功能水平，电镜下心肌细胞及超微结构的变化、心肌组织内非酶糖基化终末期产物、抗氧化物质的含量，及线粒体 DNA 的缺失率，观察两组的相关性，为制作 D 半乳糖模型提供老化依据，同时探讨心肌衰老发生发展的途径。非酶糖基化与心肌老化有明显相关性，它可以通过 AGEs 的形成，触发氧化应激，从而导致线粒体 DNA 突变，引起心肌结构及功能的改变，目前寻找阻止其产生和发展，减少或逆转对心肌的损伤的途径已成为研究的热门话题，但都处于动物实验及临床试验阶段。国外研制出 AGEs 交联蛋白裂解剂 ALT-711，它可以使已经被 AGEs 修饰的蛋白裂解，恢复蛋白的结构及功能，本试验经过 ALT-711 对自然衰老及 D 半乳糖模型衰老的干预治疗，观察其心脏结构及功能的改变，及组织 AGEs 和抗氧化能力的变化，mtDNA 缺失的情况，为心脏衰老的治疗寻找试验依据。

中医中药在延年益寿抗衰老方面已有悠久历史，银杏叶是目前国内外广泛关注和热门的中药，银杏叶提取物（EGB）具有多种药用价值，已被国内外认可，许多西方国家大量进口银杏叶，进行提取制成口服或注射液出口。国内银杏叶产量大，已被广泛用于治疗心脑血管疾病，但银杏叶对心肌老化的作用，目前报道较少。该研究旨在探讨银杏叶对自然衰老和 D 半乳糖衰老模型心肌的干预治疗作用，观察电镜下心肌超微结构、心脏二维超声结构及功能、心肌内组织水平、AGEs 的水平，抗氧化物质 SOD、GSH-Px 的活性，及氧化产物 MDA 的变化，以 ALT-711 为对照组，观察银杏叶对心肌的抗衰老作用，为中药抗心肌老化提供依据。

方法：

（1）SD 健康成年雄性大鼠 20 只（180~220 g），分为 D 半乳糖老化模型组、对照组（每组各 10 只）。建立 D 半乳糖老化模型：每天予 D 半乳糖 50mg/kg 腹部皮下注射，对照组每天给予同等容量的生理盐水皮下注射；另设自然老化组 10 只（20~22 月龄）。

（2）ALT-711 干预治疗组：在 2 种衰老模型各 10 只，均给予 ALT-711 以 10mg/kg·d 灌胃。

（3）银杏叶提取液干预治疗组：两种衰老模型各 10 只，均给予 EGB100mg/kg·d 口服，连续观察 16 周。于实验第 16 周在 10％戊巴比妥（1 ml/100g）静脉麻醉后常规探查心脏结构及血流并测定心功能。取心肌组织于电镜下观察心肌的超微结构，测定心肌内 AGEs 含量，抗氧化指标 SOD、GSH-Px、MDA 及线粒体 DNA 的缺失率。

结果：

（1）自然衰老和半乳糖组分别与正常组比较，电镜下结构有相似的结构紊乱，包括肌丝断裂，润盘模糊，线粒体肿胀。心脏二维超声结构提示左心室心肌肥厚，重量增加，心脏功能减退，两组衰老组心肌内 AGEs 含量增加（$P < 0.05$），抗氧化指标 SOD、GSH-Px 减少（$P < 0.05$），氧化代谢产物 MDA 增加（$P < 0.05$），线粒体 DNA 的缺失率增加（$P < 0.05$），两组衰老组之间无显著性差别。

（2）两组衰老组经 ALT-711 干预治疗后，电镜心脏超微结构有改善，包括肌丝排列整齐，线粒体致密，无水肿，润盘清晰和连续。心脏二维超声提示两组衰老组心肌的重塑均有改善，包括室间隔厚度减轻，左室重量减轻，心脏的舒张功能提高（$P < 0.05$），心肌内 AGEs 含量减少（$P < 0.05$），抗氧化指标 SOD、GSH-Px 增加（$P < 0.05$），氧化代谢产物 MDA 减少（$P < 0.05$），线粒体 DNA 的缺失率减少（$P < 0.05$）。

（3）两组衰老组经 EGB 干预治疗后，心脏超微结构有改善，包括肌丝排列整齐，线粒体致密，无水肿，润盘清晰和连续。心脏二维超声提示两组衰老组心肌的重塑均有改善，包括室间隔厚度减轻，左室重量减轻，心脏的舒张功能提高（$P < 0.05$），心肌内 AGEs 含量减少（$P < 0.05$），抗氧化指标 SOD、GSH-Px 增加（$P < 0.05$），氧化代谢产物 MDA 减少，线粒体 DNA 的缺失率减少（$P < 0.05$）。

结论：

（1）自然衰老和半乳糖衰老模型具有形似的形态学改变，具有可比性，同时衰老和非酶糖基化及氧化应激相关，导致线粒体缺失，最终心脏功能减退和心肌重塑。

（2）ALT-711 能够逆转心肌的结构的破坏，降低心肌内糖基化终末期产物的含量，改善抗氧化功能，减少线粒体的损伤。

（3）EGB 能够和 ALT-711 同样起到改善心肌老化的作用，能够逆转心肌的结构的破坏，降低心肌内糖基化终末期产物的含量，改善抗氧化功能，减少线粒体的损伤。

7.1.9 AGEs 促星形胶质细胞衰老机制及衰老小鼠脾脏 T 淋巴细胞的凋亡抗性

随着全球老龄化趋势的不断增加，有关衰老机制的研究正在成为热门话题。其中较引人注目的是非酶糖基化（NEG）致衰老理论。NEG 最早由 Maillard 在研究食品工业时发现，现代医学已把它作为糖尿病及其并发症的一种机制予以普遍承认。NEG 产物 AGEs 可引起一系列病理生理改变，包括直接的生物大分子损伤以及多种器官、组织的形态和功能发生的与自然衰老类似的退行性变化。王真等的研究提供了 AGEs 实验性致衰老的体内证据。但有关 AGEs 与细胞衰老尤其大脑细胞衰老的关系的直接证据并不充分。星形胶质细胞是大脑中枢神经系统主要的一种胶质细胞，在维持大脑功能方面发挥重要的作用。该细胞在老化机体及年龄相关的老年痴呆性疾病中会发生一系列形态与功能的变化。因此本研究选用星形胶质细胞为研究对象，试图观察 AGEs 对星形胶质细胞是否有促老化作用及其可能机制。此外还观察了 AGEs 对人胚肺成纤维 2BS 细胞的作用及其机制。本书选用了两种温育产物——葡萄糖 AGE（glu-AGE）和半乳糖 AGE（gal-AGE）。结果发现，与对照 BSA 相比，两种 AGEs 处理 7d 可使年轻星形胶质细胞发生肥大、GFAP 阳性率增加等与衰老细胞类似的形态与功能变化。AGEs 对星形胶质细胞具有剂量和时间依赖性细胞毒效应，对神经元来源的 SK-N-SH 神经母细胞瘤也有生长抑制作用。两种 AGEs 作用 72h 后均能够显著增加星形胶质细胞丙二醛水平，且该效应可被还原剂 N-乙酰半胱氨酸抑制。1mg/ml AGEs 能显著地降低该细胞还原型谷胱甘肽的含量和超氧化物歧化酶的活性，而对谷胱甘肽 S 转移酶活性没有影响。glu-AGE 和 gal-AGE 还能提高单胺氧化酶-B 活力，并使一氧化氮水平分别提高 0.7 倍和 1 倍。AGEs 还可促进星形胶质细胞合成与分泌 IL-1β 和 TNF-α。作用 24h 后，1mg/ml glu-AGE 和 gal-AGE 使培养上清的 IL-1β 含量分别增加 15% 和 25.4%，72h 后则分别提高 43% 和 55.5%。裂解物中 IL-1β 升高趋势与分泌上清类似。此外，gal-AGE 处理 72h 对 IL-1β 分泌的诱导呈剂量依赖性。利用 RT-PCR 技术检测到 AGEs 可升高 IL-1β mRNA 表达水平，说明蛋白水平的增加是由其基因水平决定的。此外 24h 后 glu-AGE 和 gal-AGE 可使 TNF-α 的分泌量分别提高 6.3% 和 27.7%。

7.1.10 炎症中 RAGE 信号通路与衰老

衰老并非疾病，而是一种客观规律，是人体成年后组织和器官功能随年龄增长而产生进行性衰退的结果。目前衰老机制尚不明确，相关的学说包括自由基学说、细胞突变学说、基因程控学说和免疫衰老学说等，其中炎症反应在调控衰老机制方面起着重要作用。

炎症相关信号转导通路在调控衰老过程中具有重要作用，其中 NF-κB、抗衰老酶家族、西罗莫司（雷帕霉素）靶蛋白〔target of sirolimus(Rapamycin), TOR〕、RAGE、Notch 和胰岛素等信号通路能通过多种途径调控炎症（图 7-1），最终影响衰老进程。在这些信号通路中，NF-κB 信号通路的激活在衰老过程中起核心作用。活化抗衰老酶蛋白家族中沉默信息调节因子 1 （ silent information regulator 1，Sirt1 ）通路，以及抑制 TOR、RAGE 和胰岛素等通路均可抑制 NF-κB，从而抑制炎症反应，延缓衰老。

在衰老过程中，天然免疫被激活并产生促炎介质，这个过程称为炎性衰老。大量证据表明，衰老能产生促炎表型，其 IL-1、IL-6 和 TNF-α 等典型炎症标志物水平的升高均能指征衰老。衰老与炎症是相互作用的，衰老过程常伴随炎症稳态失衡，而炎症又可导致衰老，因此有学者建议把慢性炎症作为衰老的生物标志物，可见炎症在衰老进程中扮演着重要角色。

AGE 的形成及和 RAGE 的结合，可激活多条细胞信号转导通路，诱发一系列促炎和促凝血反应，是衰老和神经退行性疾病的重要通路。

RAGE 作为一种多配体受体，不仅能和 AGE 产生特异结合，还能和 Aβ 等配体互相作用。RAGE 作为普遍存在于神经系统的膜受体，可介导 Aβ 透过血脑屏障、产生氧化应激、活化小胶质细胞、促进炎症反应并反馈上调自身表达，从而导致神经损伤等衰老相关疾病。RAGE 与配体结合后可激活 MAPK 家族成员，也可激活还原型烟酰胺腺嘌呤二核苷酸磷酸（NADPH）氧化酶引起细胞内 ROS 的产生增加，最终使 NF-κB 进入细胞核，进而调节促进炎症和肿瘤发生的基因表达，如 IL-1、IL-6 和 TNF-α 等。另一方面，作为 RAGE 基因核转录因子的 NF-κB 能够上调 RAGE 基因表达，所以，RAGE-配体结合后在正反馈调节下使信号级联反应持续进行，抑制 RAGE 通路对于延缓衰老起着重要作用，见图 7-1。

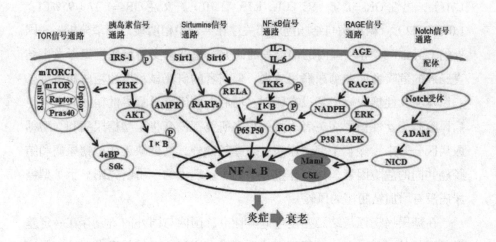

图 7-1 衰老过程中炎症相关的信号通路

7.2 AGEs 及其受体与癌症

7.2.1 糖尿病与结肠癌关系的研究进展

随着经济的迅速发展，生活方式的变化越来越大，糖尿病与结肠癌的发病率日益升高，而中心性肥胖、高体重系数、缺乏体力活动、饮食中精糖类而纤维素低等糖尿病与结肠癌共同的危险因素促使人们越来越关注它们之间的联系。大量研究证明二者之间存在某种联系，但对其发病机制一直未有定论。

（一）糖尿病与结肠癌的关联

YU-XIAO YANG 对糖尿病和结肠癌做了相关性研究，发现 2 型糖尿病（T2DM）与结肠癌在人群总体相关的似然比（ORs）为 1.45（95%CI：1.25 ~ 1.70），男性 ORs=1.46（95%CI：1.19 ~ 1.79），女性 ORs=1.37（95%CI：1.09 ~ 1.72）。糖尿病与结肠癌的相关性在男性中稍明显。荟萃分析上，国外的 Larsson SC 等和国内的邵琦等的研究结论共同支持糖尿病患者发生结直肠癌的危险性比非糖尿病患者大，但前者的研究显示男性糖尿病患者患病风险与女性糖尿病患者没有区别，而后者的研究显示男性糖尿病患者患病风险高于女性糖尿病患者。另外很多研究都没有将 1 型糖尿病和 2 型糖尿病区分开来，除了 1 型糖尿病发病率较低外，其也缺乏 2 型糖尿病和结肠癌共同的危险因素，如高体重和活动少。瑞士的一份研究则显示 1 型糖尿病没有增加结肠癌的风险。

在糖尿病病程与结肠癌发生危险性上，国内与国外的研究存在一定差异。国外的 Andrew Flood 等研究认为糖尿病病程 4~8 年的患者，结直肠癌发生的危险性最高。而国内的滕家安等研究发现，10 ~ 20 年的 T2DM 患者的危险性最高，超过 20 年的 T2DM 患者的危险性未见增加。

而最近的研究显示，糖尿病早期也可能影响结直肠癌的发生。Marugame

等和 Khaw 等的研究分别从糖耐量异常与糖化血红蛋白角度研究，认为两者与结直肠癌的产生有关。除了病程及血糖外，腹部感染和抗生素使用也可以增加糖尿病患者患结肠癌的风险。

糖尿病不仅影响结肠癌的发生，还影响结肠癌的治疗和预后。糖尿病并发结肠癌行手术治疗后，发生急性心肌梗死和手术口吻合并发症的风险较单纯结肠癌患者高。Jeffrey 等的研究显示结肠癌并发糖尿病与无糖尿病者相比，其结肠癌的治愈率更低（48%，59%），总体生存率更低（57%，66%），复发率较高（44%，36%），结肠癌并发糖尿病组的平均生存时间比对照组少 5.3 年。荟萃分析显示，糖尿病增加了结肠癌的手术后的并发症及术后复发率，也增加了短期和长期的死亡率。

血糖控制差的糖尿病并发结肠癌患者的 5 年生存率低于血糖控制好的糖尿病并发结肠癌患者及单纯结肠癌患者。一份来自韩国的研究还显示，糖尿病对结肠癌的生存结局产生负面影响，而对直肠癌却没有影响。显然，糖尿病不仅影响结肠癌发生，还影响结肠癌的发展、治疗、预后。

（二）糖尿病增加结肠癌发生风险的可能机制

糖尿病增加结肠癌患病风险性的机制尚未明确，目前研究集中于胰岛素及 IGF-1、RAGE 及配体两个热点方向上。

1.胰岛素及 IGF-1

胰岛素是糖尿病病因与糖尿病治疗的节点，其与 IGF-1 被证明与糖尿病高发结肠癌有关。T2DM 患者常有胰岛素抵抗，存在高胰岛素血症；而 1 型糖尿病患者和部分胰岛功能差的 T2DM 患者需要外源性胰岛素治疗，而这些患者都被一些研究显示通过 IGF-1 与结肠癌的发生有关。

Schoen RE 等的研究显示结肠腺瘤患者的腺瘤的数目及分类与胰岛素水平、IGF-1 水平等有关；且晚期结肠腺瘤的关联性会更强。Keku TO 等研究也表明高胰岛素血症可以提高结肠腺瘤的发生率，且可降低结肠黏膜细胞的凋亡。胰岛素可以直接刺激体外培养的正常结直肠黏膜细胞的体外有丝分裂发生和肿瘤血管生成。胰岛素可以通过很多途径影响结肠癌生成。对体内法尼基转移酶活性和瘦素的表达的影响是胰岛素促进癌症形成的途径之一。磷酸肌酸-3激酶/Akt通路和活性有丝分裂原蛋白激酶通路，都能被胰岛素和IGF-1激活，而这两个通路分别是抑制细胞凋亡的重要生存信号和诱发肿瘤细胞增殖的中心环节。胰岛素还可以通过影响IGF而促进结肠癌生成。在临床研究表明，胰岛素不仅可以促进结肠癌细胞的生存及生长，还可以促进IGF-1的生物合成及生物活性。

Ying Gao等研究显示血液循环中的IGF-1水平与晚期结肠腺瘤具有强相关，基于一般结直肠癌一般由晚期腺瘤发展过来，故认为IGF-1水平是结肠癌的重要刺激因子。在动物研究中显示，减少血液循环中的IGF-1可减少结肠癌的形成及影响细胞的增殖和凋亡。而饮食方式和体重作为糖尿病和结肠癌的共同的危险因素之一。与两个危险因素相关的营养信号主要通过胰岛素、IGF信号通路来表达，激活磷酸肌酸-3激酶，影响雷帕霉素靶蛋白信号通路的激活，将糖尿病和癌症关联，而雷帕霉素靶蛋白的失活可以减低胰岛素受体对胰岛素、IGF-1的反应。过多的身体脂肪与升高的IGF-1及雷帕霉素靶蛋白信号通路的激活相关，而能量的限制摄入则可通过降低IGF-1水平而减弱雷帕霉素靶蛋白信号通路。

在临床病理研究中，吴志勇等发现在结肠癌并发淋巴结转移者中2型糖尿病比例显著高于无淋巴转移者，结肠癌并发2型糖尿病者IGF-1阳性率显著高于无糖尿病者，IGF-1阳性比阴性表达者中淋巴结转移率高。说明糖尿病增加结肠癌发生及淋巴转移风险，IGF-1在其中发挥重要作用。另外IGF-1受体也是恶性肿瘤的重要促发因子，跟胰岛素受体同源。IGF-1可以结合并刺激胰岛素受体及IGF-1受体。这些受体表达于结肠癌等肿瘤细胞。IGF-1介导的受体的激发可以引起细胞的生长、增殖、凋亡抑制，包括结肠癌细胞。

2.RAGE 及其配体

RAGE 作为高血糖与糖尿病慢性血管并发症的节点，其与其受体被很多研究显示与结肠癌的发生、发展有关。高血糖的持续，RAGE 及其配体表达升高，可通过氧化应激引起促进炎症效应，这可以促进糖尿病慢性并发症及结肠癌的发生、发展。

RAGE 蛋白可以促进炎症的发展、细胞因子的活化和细胞的生长，与癌细胞的生长、扩散有关。在临床研究中，RAGE 在结肠癌组织中高表达，且高表达与癌症的侵袭和转移密切相关，它还与结直肠腺瘤的恶性变有关。一些体外实验和动物实验研究已经显示 RAGE 及其配体通过改变宿自身免疫和组织微环境在结直肠的致癌过程中起到重要的作用。

Taguchi 等报告 RAGE 通过与 amphoterin 结合，激活 p44/p42、p38 和 SAP/JNKMAP 激酶，促进肿瘤的生长。研究还显示 RAGE 的配体 HMGB1 的强表达与结肠癌的预后差相关。Turovs.kava 等发现结肠癌间质中的 S100A8/A9 和 RAGE 含有的羧基多糖相结合，促进结肠癌细胞内核因子 Kappa B 的活性和细胞增殖，在肿瘤细胞和间质的相互作用导致结肠癌中起了重要的作用。张圭等观察到 AGEs 能推动人结肠癌细胞的增殖。推测其可能机制为 AGEs-BSA 上调 RAGE 的表达，并与 RAGE 结合，从而激活多条细胞信号转导通路，促进 Cyclin D1 基因转录，加速细胞 G 期向 S 期转换，最终导致细胞增殖，并认为 AGEs-RAGE 途径可能是糖尿病患者结肠癌高风险的原因之一。

而通过抑制 RAGE 及配体，可以抑制肿瘤的发生发展。Huasheng Liang 等研究证实 RAGE 在结肠癌中表达升高，沉默 RAGE 可以抑制结肠癌细胞的转移侵袭及血管生成。Kuniyasu H 等的研究指出，结肠腺癌细胞的浸润和转移能力可被 RAGE 反义寡核苷酸抑制，下调 RAGE 和 HMGB1 可以抑制部分结肠癌细胞的增殖和转移。HMGB1 可促进肿瘤的血管形成，抗 HMGB1 抗体可抑制内皮细胞出芽和血管形成。体外实验还显示结肠癌中的 S100P 表达高于正常的结肠组织，可刺激 RAGE 来促进结肠癌细胞的生长、转移，而抑制 RAGE 则可以减少 S100P 对结肠癌细胞的作用。

除了以上两个重要方向外，糖尿病并发结肠癌机制的研究还涉及基因、胃肠动力等方面。综上所述，在预防与治疗结肠癌方面，减少糖尿病的发生和控制糖尿病的发展，将有益于降低结肠癌的发病风险。糖尿病与结肠癌联系的机制，需重视上述因素。对这些机制的研究，对预防和治疗结肠癌有非常重要的意义。部分研究显示，胰岛素治疗可以增加糖尿病患者患结肠癌的风险。故国外部分研究对 50 岁以上糖尿病患者及初次使用胰岛素的糖尿病患者推荐肠镜检查，以此筛查结直肠癌。二甲双胍作为经典的降糖药，有研究显示其可降低糖尿病患者患消化系统肿瘤的风险，并降低糖尿病并发结肠癌的死亡率。这些研究还没有应用到临床干预中去，却是一个很有意义的研究方向。

7.2.2 RAGE 对胃癌生物学行为影响的临床与实验研究

许新才研究了 RAGE 在胃癌组织、癌旁胃正常组织及正常胃组织中的表达差异及其与胃癌临床病理学特征的关系；并研究靶向抑制 RAGE 后胃癌细胞中与侵袭、浸润转移相关的基因 Akt、PCNA、MMP-2 及其蛋白表达的变化，及靶向抑制 RAGE 后胃癌细胞凋亡指数及细胞周期动力学的变化；最后研究 RAGE 对胃癌细胞中 HP 菌株的黏附性的影响及 HP 感染对胃癌细胞中 RAGE 表达的影响，以及 HP 感染及 RAGE 表达对胃癌细胞的协同作用机制。

方法：首先使用免疫组织化学染色分别检测 180 例胃癌组织、180 例癌旁正常胃组织及 30 例正常胃组织中的 RAGE 蛋白表达并对比其表达差异，研究 RAGE 表达与胃癌临床病理学特征的关系。其次通过构建重组的 miRNA 慢病毒载体转染人胃癌 SGC-7901 细胞阻断 RAGE 信号的表达：

（1）根据不同处理因素将胃癌细胞分为实验组（Lv-shRAGE 组）及对照组（NC 组），其中实验组胃癌细胞通过慢病毒载体进行 RAGE 靶向抑制，而对照组胃癌细胞不加任何干预。

（2）RT-PCR 法分别测定各组细胞 RAGE mRNA 及 Akt mRNA 的表达水平，并用蛋白免疫印迹法（Western blot，WB）检测其蛋白表达水平。

（3）PCR 法及 WB 法检测各组细胞 PCNA mRNA 及其蛋白表达水平，细胞活性实验（MTT）检测各组细胞的增殖能力。

（4）PCR 和 WB 方法测定各组细胞 MMP-2 mRNA 及其蛋白表达水平，Transwell 法检测各组细胞侵袭性并使用流式细胞仪检测各组细胞的凋亡指数及细胞周期动力学的变化。最后通过 WB 法和 CFU 计数法观察研究 RAGE 与 HP 之间的相互影响来明确二者与胃癌的关系：①以 MKN45（RAGE 表达阴性）作为对照组，使用 RAGE 激动剂 HMGB1 和 AGE 预处理 MKN74（RAGE 表达阳性）细胞，WB 法观察细胞中 RAGE 蛋白表达，再于上述各组细胞中滴加细菌 HP 悬液，CFU 计数法观察两组细胞 HP 的黏附性差异。②以不滴加 HP 悬液的 MKN74 细胞为对照，WB 法观察在 MKN74 细胞中滴加不同浓度的 HP 悬液孵育 24h 后，以及在 MKN74 细胞中滴加相同浓度 100 μM 的 HP 悬液孵育不同时间后，各组细胞中 RAGE 蛋白表达情况。③以纯 MKN74 细胞为对照组，分别加入 100 μM HP 滴液，RAGE 激动剂及同时加入二者，RT-PCR 检测各组细胞中 IL-1β 及 IL-8 mRNA 的表达情况。

结果：

（1）第一部分研究结果：RAGE 表达的阳性率在胃癌组织中为 70.0%（126/180），在癌旁胃组为 45.0%（81/180），在正常胃组织中的表达为 40.0%（12/30），三者存在显著差异（P=0.0000），通过两两比较发现，在胃癌组织中 RAGE 的表达比癌旁正常组织及正常胃组织中的表达显著增强（P=0.0000，P=0.0000），而癌旁正常组织及正常胃组织中的表达无明显差异（P=0.7551）；而在研究 RAGE 表达与胃癌临床病理学特征的关系中发现，按组织学分级，人胃癌组织中，其 RAGE 阳性表达率分别为高分化胃癌 57.8%（33/57）、中分化胃癌 66.7%（32/48）、低分化胃癌 81.3%（61/75），随着其分化程度的降低 RAGE 阳性表达率逐渐升高，差异有显著性（P=0.0213）；按胃癌 TNM 分期，可分为 T1 至 T4 四期，其中 RAGE 阳性表达率为 T1+T2 期 62.3%（53/85）、T3+T4 期 76.8%（73/95），随着浸润深度增加，其阳性表达率逐渐增高，二者存在显著性差异（P=0.0342）；通过比较有淋巴结转移及无淋巴结转移胃癌组织中的 RAGE 阳性表达率分别为：有淋巴结转移胃癌组织 RAGE 阳性表达率 78.0%（103/132），无淋巴结转移胃癌组织 RAGE 阳性表达率 47.9%（23/48），有淋巴结转移胃癌组织中的 RAGE 阳性表达率明显高于无淋巴结转移胃癌组织（P=0.0002）；

按有无远处转移，可分为两组，其中无远处转移 143 例，其 RAGE 阳性表达率为 65.7%（94/143），有远处转移 37 例，其 RAGE 阳性表达率为 86.5%（32/37），有远处转移者其阳性表达率明显高于无远处转移者（P=0.0242）。

（2）第二部分研究结果：靶向抑制 RAGE 基因后：①Lv–shRAGE 组 RAGE mRNA 和 Akt mRNA 的表达水平低于 NC 组，蛋白质印迹分析结果与定量 PCR 检测结果一致（P＜0.05）。②Lv–shRAGE 组 PCNA mRNA 在 Lv–shRAGE 组的表达水平低于 NC 组，蛋白质印迹分析结果与定量 PCR 检测结果一致（P＜0.05），MTT 法测得 Lv–shRAGE 组胃癌细胞的增殖活性显著低于 NC 组（P＜0.05）。③ Lv–shRAGE 组 MMP–2 mRNA 的表达水平低于 NC 组，蛋白质印迹分析结果与定量 PCR 检测结果一致（P＜0.05），Transwell 侵袭实验发现 Lv–shRAGE 组通过基底膜的细胞数水平明显低于低于 NC 组（P＜0.05）。④流式细胞分析确定 Lv–shRAGE 组胃癌细胞的细胞凋亡指数明显高于正常对照组（P＜0.05），细胞周期动力学显示，相对于 NC 组，Lv–shRAGE 组细胞周期阻滞在 G0/G1 期。

（3）第三部分研究结果：①MKN74 细胞加入配体 HMGB1、AGE–BSA 预处理后，再滴加 HP 细菌悬液后，RAGE 蛋白含量增加了 53%~79%，HP 对 MKN74 细胞黏附性增加了 65%~70%，此现象在 MKN45 细胞中未观察到（P＜0.05），RAGE 蛋白水平的增加与 HP 黏附性的增加是平行的，CFU 计数法和 ELISA 法检测结果一致。② WB 法检测 MKN74 细胞中 RAGE 蛋白水平，并以甘油醛–3–磷酸脱氢酶（glyceraldehyde-3-phosphate dehydrogenase，GAPDH）蛋白为内参照后发现：与对照组（100.00%±6.24%）相比，加入 10 μM HP 可观察到 RAGE 蛋白表达量增加（28.82%±3.09%），加入 50 μM HP 时 RAGE 蛋白表达量也有所增加（44.13%±7.70%），加入 100 μM HP 时 RAGE 蛋白表达量（76.37%±16.54%），加入 250 μM 时 RAGE 表达量（82.45%±9.25%），蛋白电泳结果与上述结果一致（P＜0.05），选用 100 μM 作为最佳浓度，在 HP 培养 6h、12h、24h、48h 后 RAGE 蛋白表达分别为：140.39±15.06、145.49±4.14、174.07±18.63、186.97±13.27，蛋白电泳与上述结果一致（P＜0.05）。③不加入 HP 和 HMGB1 时，细胞内 IL–1β 和 IL–8 mRNA 水平均较低（分别为 2.31±0.182、2.02±0.071），加

入 HP 悬液后，细胞内 IL-1β 和 IL-8 mRNA 水平均有所提高（分别为 16.72 ± 0.451、12.17 ± 0.622，P < 0.05），单独加入 HMGB1 后，细胞内 IL-1β 和 IL-8 mRNA 水平也提高明显（分别为 12.79 ± 0.632，14.65 ± 0.783，P < 0.05），同时加入 HP 和 HMGB1 后，细胞内 IL-1β 和 IL-8 mRNA 水平均显著提高（分别为 25.74 ± 1.644、30.43 ± 1.362，P < 0.05）。

结论： 在正常胃组织及癌旁胃组织和胃癌组织中均存在着 RAGE 蛋白的表达，且在胃癌组织中 RAGE 的表达显著增高，三者组织中 RAGE 蛋白表达程度存在着差异，其表达的程度与患者胃癌的恶性程度相关指标如分化程度、浸润深度、是否有淋巴结转移、是否有远处转移相关；靶向抑制胃癌细胞系 SGC-7901 中 RAGE 基因后，可显著降低胃癌细胞的增殖活性，同时可以降低与胃癌细胞侵袭能力有关的 Akt、PCNA、MMP-2 的 mRNA 和蛋白表达水平，降低胃癌细胞的侵袭性生物学特性；RAGE 可促进 HP 对胃癌细胞的黏附性，同时 HP 可促进胃癌细胞中 RAGE 的表达，二者可能通过协同增加炎症因子的释放而强化致癌作用。

7.2.3 RAGE、VEGF 在糖尿病并发结肠癌的表达及意义

邱俊霖等观察糖尿病并发结肠癌组织中是否存在 RAGE、VEGF 的蛋白表达，研究糖尿病和结肠癌相关的机制，为该病的预防及治疗开拓新思路。

方法： 收集 2004 年 1 月至 2010 年 6 月在广西医科大学第一附属医院病理科诊断为单纯结肠腺瘤 40 例，单纯结肠癌 40 例，2 型糖尿病并发结肠癌 37 例。另于广西医科大学第九附属医院收集正常结肠黏膜 10 例做对照。并进行病例回顾，统计病人性别、年龄、临床分期及淋巴结转移、肝转移情况。然后运用免疫组织化学的方法测定各组标本中的 RAGE、VEGF 的表达情况。

结果：

（1）各组标本均有 RAGE、VEGF 蛋白的表达。

（2）糖尿病并发结肠癌组的组织中 RAGE、VEGF 蛋白的表达水平均

高于其他对照组，差异有统计学意义（P<0.05）。

（3）糖尿病并发结肠癌组的组织中 RAGE、VEGF 两者之间的关系有相关关系（P<0.05）。

结论：

（1）RAGE、VEGF 在各组标本均有表达，在糖尿病合并结肠癌中表达最强。

（2）糖尿病合并结肠癌的 RAGE、VEGF 表达与 TMN 分期、淋巴结转移、肝转移有关。

（3）RAGE、VEGF 与糖尿病并发结肠癌的侵袭、转移相关，RAGE 促进了 VEGF 的表达。

7.2.4 HMGB1 在人支气管上皮细胞炎症反应中的作用及其在肺癌转移和预后中的作用机制

HMGB1 通过 RAGE—NF-κB 通路参与人支气管上皮细胞的炎症反应。吴小进等研究发现非小细胞肺癌（NSCLC）是全世界范围内癌症相关死亡的主要原因。大量证据表明，人正常支气管上皮细胞（NHBE）的炎症微环境能导致非小细胞肺癌的发生、发展。细胞外 HMGB1 能参与到导致 NSCLC 癌前病变的炎症反应中。然而，HMGB1 在人正常支气管上皮细胞的炎症反应中的作用和它潜在的机制仍不清楚。

方法：为了筛选 HMGB1 的最佳作用时间，用 10mg/ml 的 HMGB1 处理细胞 0h、12h、24h、48h 和 72h 后检测炎症相关的 NF-κB 的活性和炎症细胞因子 IL-10 的水平。分析 HMGB1 是否能通过 NHBE 细胞表面的 RAGE 诱导 NF-κB 的活化，用 5 mg/ml 的 RAGE 抗体（RAGE-Ab）阻止 HMGB1 的刺激。采用 10 mM JNK 抑制剂 SP600125 阻断 JNK 的活性，分析 HMGB1 是否能通过 JNK 信号通路诱导 NF-κB 的活化。采用免疫荧光技术分析检测细胞内生成的活性氧以及 RAGE 蛋白的表达情况。采用 ELISA 实验检测 NHBE 细胞上清液中的炎症细胞因子 TNF-α、IL-8、IL-10 和 MCP-1 的水平。采用免疫印迹分析检测 HMGB1 对 RAGE 的蛋白表达以及对 JNK 和 NF-κB 的活化的影响。

结果：分别用 2.5 μg/ml、5 μg/ml 和 10 μg/ml 的 HMGB1 刺激 NHBE 细胞,发现 HMGB1 能通过激活 RAGE—NF-κB 通路诱导 NHBE 细胞的炎症反应。然而，用 5 μg/ml 的 RAGE 受体阻滞剂 RAGEAb 或者 10 mg/ml 的 c-Jun 氨基端激酶（JNK）抑制剂 SP600125 可以抑制 HMGB1 诱导的呈剂量依赖性释放的炎症因子如 TNF-α、IL-8、IL-10 和 MCP-1 的表达。此外，免疫印迹分析显示 RAGE 抗体预处理后能降低 HMGB1 诱导 RAGE 蛋白的表达并且减弱 JNK 和 NF-κB 的活性，JNK 抑制剂 SP600125 预处理后能降低 HMGB1 诱导的 JNK 和 NF-κB 的活性。

结论：实验结果说明 HMGB1 在 NHBE 细胞中能通过 RAGE—JNK—NF-κB 信号通路诱导炎症反应。HMGB1 可以作为炎症导致的 NHBE 向 NSCLC 癌前病变转变的一个新的治疗靶点。

HMGB1 通过 NF-κB 依赖的 MMP-2 途径促进肺癌细胞的转移，而且可以作为肺癌潜在的预后指标。

目的：越来越多的证据表明，HMGB1 在癌症进程中发挥关键作用。研究表明，HMGB1 能诱导 NGBE 细胞的炎症反应，它可能作为炎症导致的非小细胞肺癌癌前病变的治疗靶点。然而，HMGB1 在肺癌中的表达状态以及其与肺癌临床病理特征的相关性还没有研究透彻。此外，HMGB1 在肺癌中潜在的分子机制仍然不是很清楚。本研究旨在探讨 HMGB1 在肺癌临床病理和预后的意义以及 HMGB1 在肺癌发生和发展中的潜在价值。

方法：为了确定在人类肺癌中 HMGB1 表达是否改变，采用免疫组织化学染色法对组织芯片进行染色，评估肺癌组织和配对相邻肿瘤的组织中 HMGB1 的表达。为了进一步研究 HMGB1 染色是否与肺癌患者预后相关，采用 kaplan-meier 生存曲线评估 5 年总体生存率与 HMGB1 染色深浅的关系。为了研究 HMGB1 是否与肺癌的迁移和侵袭有关，通过 transwell 实验检测 HMGB1 对肺癌细胞侵袭的影响。为了探讨 HMGB1 在肺癌细胞迁移和侵袭中的调节机制，采用免疫印迹和明胶酶谱实验检测基质金属蛋白酶在肺癌细胞中蛋白质的水平和活性。为了确认是否 HMGB1 激活的 NF-κB 能引起 MMP-2 的上调，采用免疫印迹分析来观察人肺癌细胞中 p65 和 MMP-2 的表达。

结果：组织芯片包含 90 例人肺癌组织与配对邻近肿瘤组织，与配对邻近肿瘤组织相比较，实验观察到 HMGB1 在肿瘤组织有 51 例表达（56.7%，$P<0.05$）。免疫芯片癌组织的中 HMGB1 的表达与临床病理的一些特性相关，如 t 分期（$P=0.027$）、淋巴结转移（$P=0.019$）、tnm 分期（$P=0.012$）。在侵袭实验中，发现 HMGB1 显著提高穿过 transwell 小室的能力。采用免疫印迹和明胶酶谱实验检测 MMP-2 蛋白质表达水平和活性。数据表明，人肺癌细胞中的 HMGB1 能够上调 MMP-2 的表达。而且，干扰 p65 的表达后能抑制 HMGB1 诱导的 MMP-2 蛋白的表达水平。

结论：HMGB1 的表达与肺癌进展显著相关。证明 HMGB1 能通过 NF-κB 依赖的途径上调并活化 MMP-2 的表达，从而促进肺癌浸润和转移。这些数据表明 HMGB1 可能是肺癌一种潜在的预后和治疗的靶点。

7.2.5 鼻咽癌组织中 S100A8 和 S100A9 的表达影响 Wnt/β-Catenin 通路

鄢雪敏等进行了以下实验研究：

（1）鼻咽癌组织中 S100A8、S100A9、 Wnt/β-Catenin 通路关键蛋白 β-Catenin、Wnt/β-Catenin 通路靶基因基质金属蛋白酶 MMP-7 表达水平检测以及分析其与临床病理特征的关系。

（2）鼻咽癌 CNE1 细胞中分析 S100A8 与 S100A9 对 Wnt/β-Catenin 通路的影响。

第一部分：鼻咽癌组织中 S100A8、S100A9、β-Catenin、MMP-7 表达水平检测以及分析其与临床病理特征的关系目的：观察在鼻咽癌组织中 S100A8、S100A9、β-Catenin、MMP-7 表达水平及其与临床病理特征的关系。

方法：

（1）免疫组织化学方法检测鼻咽癌和鼻咽黏膜炎性组织中 S100A8、S100A9、β–Catenin 和 MMP–7 的免疫阳性染色面积百分率。S100A8 和 S100A9 检测了 49 例鼻咽癌组织、20 例慢性鼻咽黏膜炎性组织。β–Catenin 和 MMP–7 检测了 42 例鼻咽癌组织、9 例慢性鼻咽黏膜炎性组织。

（2）利用 SPSS16.0 统计软件分析所有数据，数据以中位数（四分位数间距）即 M（P25，P75）表示，组间之间比较用 Mann–Whitney U 检验。

结果：

（1）免疫组织化学结果显示，鼻咽癌组织中 S100A8、S100A9、β–Catenin 和 MMP–7 的阳性染色面积百分率显著高于慢性鼻咽黏膜炎性组织（P 值均小于 0.05），其中，Ⅱ、Ⅲ、Ⅳ期鼻咽癌组织均高于慢性鼻咽黏膜炎性组织（P<0.05），且Ⅲ和Ⅳ期又高于Ⅱ期（P<0.05）。

（2）与临床病理特征相关性分析结果显示，鼻咽癌组织中 S100A8、β–Catenin 和 MMP–7 阳性染色的面积百分率与临床分期有关（P<0.05），与性别和年龄无关。

结论：鼻咽癌组织细胞中 S100A8、S100A9、β–Catenin 和 MMP–7 表达上调，与临床分期有关,晚期鼻咽癌比早中期严重。

第二部分：鼻咽癌 CNE1 细胞中分析 S100A8 和 S100A9 对 Wnt/β–Catenin 的影响。

目的：检测添加 S100A8/A9 培养的 CNE1 细胞中 Wnt/β–Catenin 通路关键蛋白β–Catenin、靶基因基质金属蛋白酶 MMP–7 的变化。

方法：

（1）采用免疫细胞化学和蛋白免疫印迹方法检测添加 1 μg/ml S100A8/A9 培养的 CNE1 细胞中 Wnt/β–Catenin 通路关键蛋白β–Catenin。

（2）采用 RT–qPCR 方法检测添加 1 μg/ml S100A8/A9 培养的 CNE1 细胞中 Wnt/β–Catenin 通路靶基因基质金属蛋白酶 MMP–7。

结果：

（1）免疫细胞化学和蛋白免疫印迹法检测β–Catenin 的阳性染色细胞及量的变化。结果显示：添加 1 μg/ml S100A8/A9 培养的 CNE1 细胞中 Wnt/β–Catenin 通路中的关键蛋白β–Catenin 的阳性染色细胞较没有添加

S100A8/A9 培养的 CNE1 细胞显著增多，量有所上调。

（2）荧光定量 PCR 法检测 MMP-7 的相对表达水平。结果显示：实验组中 MMP-7 基因的相对表达水平较对照组显著上调（P<0.01）。

结论： 细胞实验结果显示，培养液添加 1μg/ml 的 S100A8/A9 培养 CNE1 细胞，β–Catenin 的免疫阳性染色细胞增多，MMP-7 表达上调。因此，鼻咽癌组织中的 S100A8、S100A9 有可能通过激活 Wnt/β–Catenin 通路促进癌细胞的侵袭和迁移。

7.2.6 RAGE、ECE-1b 和 TIMP2 基因多态性与胃癌遗传易感性

虽然近年来胃癌的发病率在世界范围内呈下降趋势，但仍然位居肿瘤相关死因第二位。中国属于胃癌高发区，胃癌仍然是威胁我国居民健康的重要疾病之一。胃癌的发生是一个多阶段、多因素的复杂过程，病因迄今未完全明确。它是环境因素和遗传因素共同作用的疾病,其发病风险和多种基因的多态性相关,这些基因涉及炎症反应、DNA 修复、代谢酶、氧化损伤、免疫球蛋白超家族成员基因以及微 RNAs 基因等。研究者以基因遗传变异为切入点，研究其与胃癌遗传易感性的关系。鉴于胃癌多病因、涉及不同通路的特点，着重对免疫球蛋白超家族成员、内皮素系统和基质金属蛋白酶系统的基因变异与胃癌遗传易感性的相关性进行深入研究。已有研究证实，RAGE、内皮素转换酶-1b（endothelin–converting enzyme-1b，ECE-1b）和金属蛋白酶组织抑制因子-2(tissue inhibitor of metalloproteinase-2，TIMP-2）等蛋白均参与癌症发生发展。而编码这些蛋白的基因的单核苷酸多态性如 RAGE Gly82Ser、ECE-1b C–338A 以及 TIMP2 G–418C 也与基因表达水平和（或）蛋白功能密切相关。目前还尚无研究关注这些基因单核苷酸多态性与胃癌遗传易感性的相关性。顾海娟采用病例对照设计研究，用单因素和多因素的分析方法对功能性基因多态性如 RAGE Gly82Ser、ECE-1b C–338A 和 TIMP2 G–418C 与胃癌遗传易感性的相关性进行研究。其结果对于在分子

水平进一步阐明胃癌的发病机制，发现与我国人群胃癌遗传易感性相关的危险基因型，并将其作为分子标志物用于筛选高危人群或易感个体，从而为实施目标明确的个体预防等方面提供了重要的理论依据。

第一部分：RAGE Gly82Ser 多态性与胃癌风险增加相关，RAGE 表达与胃癌的发生和转移密切相关。位于 RAGE 基因外显子 3 的 Gly82Ser 多态现象影响其蛋白质功能，因此研究 RAGE Gly82Ser 多态现象是否与胃癌的发生或进展相关。在此医院为基础的病例对照研究中，566 位受试者（283 位胃癌病例和 283 位年龄、性别相匹配的对照）的 RAGE 基因型是通过多聚酶链式反应–限制性内切酶片段长度多态性（PCR–RFLP）测定。结果显示病例组和对照组基因型分布有显著差异（P=0.038）。相对野生型 82Gly/Gly 基因型携带者，变异基因型（82Gly/Ser 和 82Ser/Ser）增加胃癌风险[校正比值比（odds ratio，OR）=1.47，95%可信区间（confidence interval，CI）=1.05~2.06]。且增加的胃癌风险在低年龄组（58 岁以下）、非吸烟者和农村受试者中有显著意义（校正 OR 分别是 2.49、1.70 和 1.75，95% CI 分别是 1.53~4.05、1.16~2.49 和 1.06~2.88）。进一步对胃癌病人分层分析显示变异基因型与邻近器官侵犯有关。研究结果表明在中国人群 RAGE Gly82Ser 多态性可能不仅增加胃癌风险，而且与胃癌侵袭有关。

第二部分：ECE–1b 基因 C–338A 多态性与胃癌风险。为研究 ECE–1b C–338A 多态性和胃癌风险的相关性，进行一项病例对照研究。研究对象为 256 个胃癌病例和 256 个年龄及性别配对的对照，基因型是通过 PCR–RFLP 测定。病例组和对照组基因型分布存在统计学差异（P=0.005）。病例组变异 A 等位基因频率高于对照组（P=0.005）。相对野生型 CC 基因型携带者，变异基因型（CA+AA）增加 64% 的胃癌风险（校正 OR=1.64，95%CI=1.15~2.33）。进一步分层分析显示变异基因型增加的胃癌风险在高年龄组（58 岁以上）、女性和非吸烟者有显著意义（校正 OR 分别是 1.91、2.30 和 1.79；95%CI 分别是 1.18~3.09、1.11~4.79 和 1.19~2.67）。评价包括肿瘤分化、浸润深度、部位和淋巴结转移等临床病理学特征与变异基因型的相关性，未发现统计学意义。结果表明 ECE–1b C–338A 多态性可能和胃癌发生风险相关。

第三部分：TIMP2 G-418C 多态性与胃癌风险增加的相关性。为评价 TIMP2 G-418C 多态性对胃癌风险的影响，使用 PCR-RFLP 检测 412 位研究对象（206 个胃癌病例和 206 个年龄，性别配对的对照）基因型。病例组和对照组基因型分布以及等位基因频率差异显著（P=0.007 和 0.005）。进一步的分析表明相对 GG 基因型携带者，变异 TIMP2 基因型（CC+GC）携带者胃癌风险增加 51%（校正 OR=1.51，95%CI=1.00~2.26，P=0.049）。增加的胃癌风险在低年龄组（58 岁以下）（校正 OR=2.21，95%CI=1.18~4.16）和吸烟者（校正 OR=2.61，95%CI=1.01~6.72）有意义。而变异基因型和胃癌的临床病理特征无统计意义的相关性。结果表明 TIMP2 G-418C 多态性是胃癌的一个遗传易感因素。

通过对以上涉及不同通路基因变异与胃癌风险相关性的研究，并在考虑性别、年龄、吸烟状态、居住环境、高血压和糖尿病等条件下进行多因素分析，进一步佐证了胃癌的发生是多因素和多阶段逐步演变的过程，有助于在分子水平加深对胃癌病因和发病机制的认识。研究结果为制定胃癌高危人群的筛选策略及有针对性的个性化预防措施提供了重要的理论依据。

7.2.7 RAGE 在肿瘤微环境中血管生成作用机制的研究

随着对神经胶质瘤的靶向治疗的发展，肿瘤微环境对于治疗反应的贡献也越来越明显。包括星形胶质细胞、内皮细胞、间质细胞和炎性浸润细胞在内的神经胶质瘤相关的基质细胞在肿瘤发生、血管生成、浸润和免疫逃避过程中均发挥了重要作用。在这些细胞中，浸润性小神经胶质细胞和巨噬细胞（这里指肿瘤相关的巨噬细胞），由于其能够使神经胶质瘤免受抗血管生成影响而备受关注。作为先天性免疫系统中的一员，肿瘤相关巨噬细胞和那些起源于大脑及脊髓的能够在体温检测系统中表现出不同识别受体的细胞不同，这些受体其中之一便是 RAGE，这种受体最早被发现是连接糖基化大分子产物的表面蛋白分子。RAGE 是涉及多种人类疾病过程的多配体受体免疫球蛋白大家族中的一员。

在正常的生理学条件下，RAGE 在肺组织中表达很高，在其他类型细胞如免疫细胞、神经元细胞、激活的内皮细胞、血管平滑肌细胞和成骨细胞中表达相对较低。然而在病理情况下，比如糖尿病、慢性炎症或者神经退行性疾病中，RAGE 会在其他组织，如脉管系统、造血细胞及中枢神经系统组织中剧烈增加。RAGE 连接多种分子，如糖基化产物和 S100 蛋白分子，而且作为识别受体中的一员，RAGE 可以连接类似于高迁移率蛋白样的分子。高迁移率蛋白起源于受损细胞分子和激活的免疫系统。RAGE 通过连接配体导致激活多种信号通路的下调，最终导致 NF-κB、AP-1、CREB、STAT3 和 NFAT 等细胞因子、趋化因子、黏附分子和能够调节细胞增生、存活、分化、迁移、吞噬、自噬的通路的激活。因此 RAGE 与致癌作用相关丝毫不让人感到惊讶。上调 RAGE 和它的配体水平，不但能够维持慢性炎症状态，而且已经被证实与许多种肿瘤例如胃癌、结肠癌、前列腺癌等的发生与发展有关。而且，一个比较早的报道表述了通过阻断 RAGE 与 HMGB1 之间的相互作用可以通过抑制 p42/p44、p38 和 SAP/JNK 激酶，有效抑制肿瘤的生长。多数的研究在评价 RAGE 时更关注于它和配体之间相互作用在肿瘤生成过程中的作用，而它在肿瘤微环境（TME）到肿瘤生成过程中的表达却没有被详细描述。陈学博通过引进 RAGE 基因敲除小鼠模型，选取 GL261 和 K-Luc 两种神经胶质瘤细胞株，通过颅内注射原位种植的方式建立神经胶质瘤小鼠模型，以野生型小鼠为对照，对 RAGE 基因敲除的神经胶质瘤小鼠的生存期、肿瘤炎症反应、肿瘤血管生成作用以及肿瘤微环境中肿瘤相关巨噬细胞通过 RAGE 活化参与血管生成的作用进行了细致深入的研究，结果显示 RAGE 敲除可显著延长神经胶质瘤小鼠的生存期，可能的机制在于 RAGE 的敲除降低了肿瘤的炎症反应以及在肿瘤增大后对肿瘤血管生成的损伤。该研究证实了肿瘤相关的巨噬细胞 TAMs 中巨噬细胞 MP 和小胶质细胞 MG 分别在肿瘤的微环境中通过活化 RAGE 参与肿瘤炎症反应和血管的生成。并且由于 GL261 和 K-Luc 两种细胞株的表现不同，体现出肿瘤的异质性，提示针对 RAGE 的靶向治疗应更为具体化。

7.3 AGEs 及其受体与 2 型糖尿病性骨质疏松症

糖尿病性骨质疏松症指糖尿病并发的单位体积内骨量减少、骨组织微结构改变、骨强度减低、骨脆性增加等易发生骨折的一种全身性、代谢性骨病，可以使骨强度降低，增加骨折风险。以往研究发现糖尿病所致骨量减少涉及多种因素，如高血糖所导致的渗透性利尿使骨矿物质代谢紊乱、钙调激素异常，胰岛素缺乏导致其促成骨作用减弱和胰岛素样生长因子缺乏等。近年研究发现，AGEs 与 RAGE 的相互作用是导致糖尿病性骨质疏松发生发展的重要因素。戊糖素是众多 AGEs 中的一种，其含量与荧光 AGEs 数量正相关，且血浆戊糖素浓度与皮质骨戊糖素浓度线性相关，故可将血浆戊糖素作为总 AGEs 的形成标志。但是，目前关于戊糖素和 RAGE 对 2 型糖尿病性骨质疏松症的影响尚存在许多争议。

高柳等通过收集 84 例 2 型糖尿病患者的临床资料，并依据 WHO 推荐的骨质疏松症诊断标准分为糖尿病骨量正常组（DMN）、糖尿病骨量减少组（DMOPN）和糖尿病骨质疏松组（DMOP），测定各组血浆戊糖素、血浆内源性分泌型 RAGE（esRAGE）、血浆 I 型胶原羧基多肽（ICTP）、I型前胶原 N 端前肽（PINP）水平和骨密度（bone mineral density，BMD），并分析戊糖素、esRAGE 及两者比值与临床资料、骨代谢标志物水平和 BMD 之间的关系，评估血浆戊糖素和 esRAGE 在 2 型糖尿病性骨质疏松症中的作用，为其作为糖尿病性骨质疏松患者骨代谢情况的评价指标提供试验依据。

方法：选取 2013 年 6 月至 2013 年 12 月期间就诊于河北医科大学第三医院内分泌二科的 2 型糖尿病并行双能 X 线 BMD 检查的患者 84 例，其中男性和女性各 42 名。按照 WHO 推荐的骨质疏松诊断标准将受试者分为糖尿病骨量正常组、糖尿病骨量减少组和糖尿病骨质疏松组。记录所有受试对象的性别、年龄、病程、既往史、服药史及家族史等临床资料，测量受试对象的身高、体重、BMI、HbA1c、血浆 PINP、ICTP、戊糖素、esRAGE

和 BMD，用统计学方法分析各指标的组间差异和相关性。

结果：

（1）糖尿病骨量正常组、糖尿病骨量减少组和糖尿病骨质疏松组间临床资料的比较：糖尿病骨量减少组骨质疏松病程显著长于糖尿病骨量正常组和糖尿病骨量减少组（P<0.01）；糖尿病骨量减少组身高显著低于糖尿病骨量正常组和糖尿病骨量减少组（P<0.01），性别、年龄、体重和 BMI 三组之间无差异。

（2）糖尿病骨量正常组、糖尿病骨量减少组和糖尿病骨质疏松组间戊糖素、esRAGE 及 esRAGE/戊糖素比值的比较：糖尿病骨量正常组与糖尿病骨量减少组中戊糖素存在显著差异（P<0.05），而糖尿病骨量正常组与糖尿病骨质疏松组、糖尿病骨量减少组和糖尿病骨质疏松组中戊糖素水平无显著差异；三组间 esRAGE 及 esRAGE/戊糖素比值无显著差异。

（3）糖尿病骨量正常组、糖尿病骨量减少组和糖尿病骨质疏松组间骨代谢标志物的比较：糖尿病骨量正常组、糖尿病骨量减少组和糖尿病骨质疏松组间 ICTP 及 PINP 无显著差异。

（4）戊糖素与 esRAGE 的相关性分析：戊糖素与 esRAGE 正相关（r=0.591，P<0.001）。

（5）戊糖素、esRAGE 及 esRAGE/戊糖素比值与临床资料的相关性分析：戊糖素与 BMI 值正相关（r=0.22，P<0.05），与年龄、病程、身高及体重无相关性；esRAGE 及 esRAGE/戊糖素比值与年龄、病程、身高、体重及 BMI 均无明显相关性。

（6）戊糖素、esRAGE 及 esRAGE/戊糖素比值与骨代谢标志物与 HbA1c 的相关性分析：戊糖素与 ICTP 呈正相关（r=0.424，P<0.001）；esRAGE/戊糖素比值与 ICTP 呈负相关（r=−0.75，P<0.001），esRAGE 与 ICTP 无明显相关性；PINP 及 HbA1c 都与戊糖素、esRAGE 及 esRAGE/戊糖素比值均无明显相关性。

（7）戊糖素、esRAGE 及 esRAGE/戊糖素比值与各部位 BMD 的相关性分析：戊糖素、esRAGE 及 esRAGE/戊糖素比值与各部位 BMD 均无明显相关性。

结论：

（1）糖尿病骨质疏松组病程显著长于糖尿病骨量正常组和糖尿病骨量减少组；糖尿病骨质疏松组身高显著低于糖尿病骨量正常组和糖尿病骨量减少组。

（2）戊糖素与 esRAGE、BMI、ICTP 正相关；esRAGE/戊糖素与 ICTP 负相关。

（3）糖尿病骨量正常组与糖尿病骨量减少组中戊糖素存在显著差异，AGEs 过度表达引起的糖尿病性骨质疏松症表现在骨吸收的增加，而非 BMD 降低。

（4）血浆戊糖素水平和 esRAGE 可与 BMD 和骨转换标志物共同评价糖尿病患者的骨代谢状态。

7.4 AGEs 及其受体与 2 型糖尿病血瘀证

姜燕等探讨了 AGE-RAGE 系统与早期 2 型糖尿病血瘀证的关系，及其在糖尿病微血管病变发生、发展中的作用。

方法： 自 2008 年 3 月至 2008 年 9 月收集门诊 2 型糖尿病患者共 140 例，辨证分为血瘀证组 34 例、非血瘀证组 106 例。记录相关临床资料，包括年龄、性别、糖尿病病程等。观察相关实验室指标，包括糖脂代谢指标、炎症指标（hs-CRP）、N~ε-羧甲基赖氨酸（CML）和 sRAGE。其中 hs-CRP、CML 及 sRAGE 均采用 ELISA 法检测，hs-CRP、sRAGE 的试剂盒由美国 R&D 公司提供，CML 的试剂盒由中美合资 Uscnlife 公司提供。

结果：

（1）血瘀证组 HDL-C 显著低于非血瘀证组（1.16 ± 0.25 vs.1.32 ± 0.33，P < 0.01），CML 显著高于非血瘀证组（418.52 ± 83.36 vs.368.66 ± 93.22，P < 0.01），尿 m-Alb 亦显著高于非血瘀证组（41.47 ± 14.57 vs.13.04 ± 6.74，P < 0.01）。

（2）所有病例分析显示 CML 与尿 m-Alb 呈显著正相关（r=0.17，P <

0.05）；sRAGE 与 TC 呈显著正相关（r=0.18，P < 0.05），与腰围（Wc）及 ln（hs-CRP）呈显著负相关（r=-0.22，P < 0.05；r=-0.18，P < 0.05）。

（3）血瘀证组 CML 与 DBP、sRAGE 呈显著正相关（r=0.36，P < 0.05；r=0.35，P < 0.05）；sRAGE 与 SBP 呈显著负相关（r=-0.36，P < 0.05），与 HDL-C 呈显著正相关（r=0.35，P < 0.05）。

结论：

（1）血瘀证组 CML 和尿 m-Alb 均明显高于非血瘀证组，提示非酶糖基化反应可能为糖尿病血瘀证的病理机制之一，尿 m-Alb 和血清 CML 可作为早期 2 型糖尿病血瘀证的客观指标。

（2）早期 2 型糖尿病患者血清 CML 与尿 m-Alb 呈显著正相关，提示晚期糖基化终产物及其受体相互作用可能是导致早期糖尿病血管病变并参与糖尿病肾病发生发展的机制之一，CML 对糖尿病肾病的早期诊断有预测价值。

（3）早期 2 型糖尿病患者血清 sRAGE 与 ln（hs-CRP）呈显著负相关，提示 sRAGE 作为一种保护因子，可能有一定的延缓机体炎症反应的作用。

（4）血瘀证组血清 CML 与 sRAGE 呈显著正相关，而该组尿 m-Alb 显著高于非血瘀证组，提示该组患者已存在早期微血管病变，因此可以认为在糖尿病微血管病变时，随着 CML 的增高，sRAGE 作为一种保护因子可能会代偿性地增高，从而延缓微血管病变的发生、发展。

7.5 AGEs 及其受体与炎症

7.5.1 RAGE 在炎症性血管损伤中的作用

已有研究资料表明炎症性血管损伤是动脉粥样硬化性心血管疾病（CVD）和 2 型糖尿病的共同病理过程，但是炎症性血管损伤的机制至今仍不十分清楚。

近年研究发现 RAGE 与炎症性血管损伤有关，游捷等应用反义 RNA 和基因芯片等技术进一步探讨 RAGE 在炎症性血管损伤中的作用及其机制，寻找与 RAGE 作用相关的基因，为防治炎症性血管损伤提供理论依据和实验基础。

（一）糖尿病患者外周血单核细胞 RAGE 的表达及其与血清炎症因子的关系

应用流式细胞术（FCM）检测糖尿病患者外周血单核细胞 RAGE 蛋白的表达，分析 RAGE 水平与血清炎症因子的关系。结果显示 2 型糖尿病患者外周血单核细胞 RAGE 的蛋白表达率为 54.7% ± 8.9%，较正常对照组明显增加（P<0.05）。直线相关分析显示 RAGE 蛋白表达率与 TNF-α（r=0.43，P<0.01）和 IL-6（r=0.30，P<0.05）呈正相关。多元逐步回归分析示 TNF-α（P =0.025）和糖基化血红蛋白（P =0.0078）为影响 RAGE 蛋白表达率的显著因素。

（二）RAGE、PDGF-β 在 SD 大鼠颈动脉球囊损伤后内膜中的表达

建立 SD 大鼠颈动脉球囊损伤模型，检测 RAGE、PDGF-β 在颈动脉球囊损伤后内膜中的表达，并应用腺相关病毒介导的大鼠 RAGE 反义 RNA 局部处理观察 RAGE 在炎症性血管损伤中的作用。结果显示大鼠颈动脉球囊损伤后 14d 后新生内膜组织中 RAGE、PDGF-β 表达明显增强（P<0.01）。成功构建了大鼠 RAGE 反义 RNA 腺相关病毒表达载体，并获得每毫升 8.7 × 10^7 个病毒颗粒的病毒原液。应用体外动脉环培养，发现在感染 RAGE 反义 RNA 腺相关病毒的颈动脉球囊损伤后内膜中 RAGE 的表达下降，同时 PDGF-β 的表达也下降（P<0.05）。

（三）RAGE 的表达水平对 ECV304 细胞分泌炎症因子功能的影响

应用 FCM 和 RT-PCR 检测 AGEs 对 ECV304 细胞 RAGE 表达的影响，结果显示不同浓度的 AGEs 作用 ECV304 细胞 24h，RAGE 的 mRNA 和蛋白表达较未刺激前明显增加（P<0.05）。应用基因重组技术构建人 RAGE 反义 RNA 真核表达载体，脂质体介导转染入 ECV304 细胞，经抗性基因筛选阳性克隆，FCM 鉴定，建立低表达 RAGE 的 ECV304 细胞克隆。结果显示转染 RAGE 反义 RNA 的细胞克隆中 RAGE 表达被抑制 58.2%±7.1%。RAGE 反义 RNA 减轻 AGEs 刺激 ECV304 细胞分泌 TNF-α、IL-6(P<0.05)。

（四）转染 RAGE 反义 RNA 对 ECV304 细胞基因表达谱的影响

应用 Affymetrix 公司生产的人类基因表达谱芯片检测转染 RAGE 反义 RNA 对 ECV304 细胞基因表达谱的影响，并验证部分基因芯片结果。结果显示在 RAGE 高表达的细胞中表达上调达 2 倍的有 245 个基因，表达下调达 2 倍的有 186 个基因。结合生物学功能分析显示 RAGE 的下游基因中与炎症反应相关的基因如整合素 β1（ITGB1）、基质金属蛋白酶 3（MMP-3）、凝血酶敏感蛋白-1（THBS1）、前列腺素 G/H 合成酶即环氧化酶（PTGS2）等明显上调。信号转导有关的信号分子，如磷脂酶 Cβ1（PLCβ1）、磷脂酶 Cβ4（PLCβ4）、钙调素依赖性蛋白激酶 IV（CAMK IV）等基因明显上调。基因芯片结果显示多种转录因子基因表达上调及许多变化显著的未知功能基因、表达序列标签（EST）。

（五）磷脂酶 C、钙调素依赖性蛋白激酶 IV 在 RAGE 胞内信号转导途径中的作用

在基因芯片研究基础上，利用磷脂酶 C（PLC）抑制剂研究 PLC 在

AGEs–RAGE 通路引起 ECV304 细胞胞浆游离钙浓度改变中的作用，结果显示 PLC 抑制剂抑制 RAGE 介导的细胞内游离 Ca2+增加($P<0.05$)。构建显性负突变的 CAMK IV（DN– CAMK IV）载体，利用 NF–κB 荧光素酶报告基因研究 CAMK IV 在 RAGE 激活 NF–κB 胞内信号转导途径中的作用，结果显示高表达 CAMK IV 增强 RAGE 诱导的 NF–κB 的活化，DN–CAMK IV 部分抑制 RAGE 诱导的 NF–κB 的活化($P<0.05$)。本研究结果证实 RAGE 可能通过诱导炎症相关因子的分泌而在炎症性血管损伤中发挥重要作用，并首次发现 PLC、CAMK IV 是 RAGE 胞内信号转导途径的重要分子。

7.5.2 AGEs 受体通过稳定 β–Catenin 信号参与调控 TDI 哮喘气道炎症

甲苯二异氰酸酯（TDI）是哮喘重要的致病因素之一。其所致的哮喘主要病理特征为气道中性粒和嗜酸性粒细胞浸润及气道重塑，然具体发病机制不明。研究表明，RAGE 及 β–Catenin 信号在哮喘发病中扮演重要角色，但其在 TDI 哮喘中的作用尚未阐明。姚利红等探讨了 RAGE 和 β–Catenin 在 TDI 哮喘中的作用及其中机制。

内容与方法：

（1）建立 TDI 哮喘模型。第 1、8 天用 0.3%TDI 经小鼠耳背皮肤致敏，第 15、18、21 天雾化吸入激发，按激发所用 TDI 浓度及次数分组：①1%TDI1 组：第 15 天用 1%TDI 激发 1 次；②1%TDI2 组：第 15、18 天用 1%TDI 激发 2 次；③1%TDI3 组：第 15、18、21 天用 1%TDI 激发 3 次；④3%TDI1 组：第 15 天用 3%TDI 激发 1 次；⑤3%TDI2 组：第 15、18 天用 3%TDI 激发 2 次；⑥3%TDI3 组：第 15、18、21 天用 3%TDI 激发 3 次。检测各组小鼠的气道反应性、气道周围炎症细胞、血清 IgE、Th1/Th2 炎症指标。

（2）在 TDI 哮喘模型上干预 RAGE 按（1）中的方法建立 TDI 哮喘小鼠模型，激发前经腹腔给 RAGE 拮抗剂[FPS–ZM1 及 RAGE antagonist peptide（RAP）]，观察各项哮喘指标的变化,同时检测肺组织内 β–Catenin 的表达和分布情况。

（3）体内干预β-Catenin信号构建TDI哮喘小鼠模型。自第1次激发开始连续7d每天给小鼠腹腔注射β-Catenin信号阻断剂（XAV-939及ICG-001），观察各项哮喘指标的变化。

结果：

（1）皮肤致敏后经雾化吸入3%TDI激发3次可建立TDI哮喘模型，与对照相比，1%TDI1、1%TDI2及3%TDI1组的气道反应性无明显增高，气道周围几无炎症浸润，淋巴上清IL-4、IFN-γ及血清IgE水平亦不高；1%TDI3及3%TDI2组的气道周围可见少许炎症细胞，BALF中性粒细胞数目稍增多，但气道高反应性、IL-4及IFN-γ水平都不高；3%TDI3组的气道反应性增高，支气管周围炎症细胞浸润明显，BALF中炎症细胞显著增多，IL-4、IFN-γ及IgE均升高。

（2）阻断RAGE可减轻TDI哮喘小鼠气道炎症并抑制TDI诱导的β-Catenin活化拮抗RAGE可下调TDI哮喘小鼠RAGE及其配体的表达，减轻TDI诱导的气道高反应性及气道周围炎症浸润，减少BALF中炎症细胞数目，并抑制Th2炎症。同时发现，β-Catenin在TDI哮喘小鼠肺组织细胞膜上的表达减少，在胞浆及胞核的表达增多；与此一致的是，磷酸化Akt（Ser473）、磷酸化GSK3β（Ser9）及活化的β-Catenin水平均升高，而使用RAGE抑制剂可以部分逆转上述这些表现，同时下调TDI诱导的β-Catenin靶基因表达。

（3）阻断β-Catenin信号可减轻TDI哮喘小鼠气道炎症，β-Catenin抑制剂明显减轻了TDI哮喘小鼠的气道高反应性、气道炎症、气道上皮细胞杯状化生及上皮下胶原沉积，降低了Th1/Th2炎症介质的水平。

结论：

（1）致敏后再经雾化吸入激发可成功建立TDI哮喘模型。

（2）RAGE参与了TDI哮喘发病，并参与稳定β-Catenin信号。

（3）β-Catenin参与调控TDI哮喘气道炎症及气道重塑。

7.5.3 RAGE、sRAGE 在溃疡性结肠炎中的表达及临床意义

炎症性肠病（IBD）是一种至今病因及发病机制尚未十分清楚的慢性非特异性疾病，已知肠道黏膜免疫系统异常反应所导致的炎症反应在 IBD 发病中起重要作用。国外有研究发现，炎症性肠病患者血清 sRAGE 含量明显高于健康对照组，且溃疡性结肠炎（UC）患者尤为明显。但 sRAGE 升高能否反映肠道组织内 RAGE 的升高、其升高与 UC 的具体关系还不清楚，因此，进一步深入探讨 RAGE 与该病的关系尤为重要。

李为慧检测了溃疡性结肠炎患者血清中 sRAGE 的表达水平以及肠道黏膜标本 RAGE 的表达情况，探讨其在溃疡性结肠炎发病过程中所发挥的作用及临床意义。

方法：

（1）收集 40 例溃疡性结肠炎标本（溃疡性结肠炎组）、19 例已排除炎症性肠病诊断的普通肠炎标本（疾病对照组）、19 例健康体检人群标本（健康对照组）、19 例同时间段病理已诊断为正常肠黏膜标本（正常对照组）。

（2）ELISA 技术检测血清中 sRAGE、C 反应蛋白（CRP）、TNF-α 表达水平。

（3）免疫组织化学技术检测肠道黏膜中 RAGE 的表达情况。

结果： 各组间年龄比较，无统计学意义。血清检测表明，溃疡性结肠炎组血清中 sRAGE、CRP、TNF-α 含量明显高于疾病对照组及健康对照组（P < 0.001），后两者相比无统计学意义；活动期 sRAGE 含量显著高于缓解期（P < 0.01），缓解期 sRAGE 含量要高于各对照组（P < 0.01）；sRAGE 与 CRP、TNF-α 表达呈正性相关（P < 0.05）。免疫组化结果表明，溃疡性结肠炎组肠道病变区黏膜 RAGE 阳性表达率明显高于其正常区黏膜、疾病对照组及正常对照组黏膜（P < 0.05），而两对照组之间相比无统计学意义；RAGE 与疾病分期、严重程度呈明显正相关（P < 0.05）。溃疡性结肠炎黏

膜 RAGE 与血清 sRAGE 间呈正相关性（P < 0.05）。

结论：

（1）UC 中 sRAGE、RAGE 显著升高，组织升高与血清升高是一致的，检测 sRAGE 可以替代组织 RAGE 的检测。

（2）RAGE 升高程度与 UC 疾病程度、分期相关。

（3）sRAGE、RAGE 升高在一定程度上反应了炎症的慢性过程。

（4）sRAGE、RAGE 可能反映出溃疡性结肠炎独特的免疫炎症性发病特点，具有一定的诊断意义，能为今后的临床辅助诊断及治疗提供依据和思路。

7.5.4 RAGE 在 AGEs 诱导 Jurkat 细胞分泌炎症因子 TNF-α 和 IFN-γ 中的作用

研究表明，AGEs 和 RAGE 在糖尿病慢性并发症中起重要作用，糖尿病并发症多表现血管炎症损伤，因为 T 淋巴细胞与炎症反应的启动和调节过程密切相关，推测 AGEs 可能影响 T 淋巴细胞的免疫功能。

彭雪峰研究观察了 AGEs 对 Jurkat 细胞（CD4+T 细胞）表面 RAGE 表达、炎症因子分泌及相关信号通路的影响。这些研究可进一步阐明 AGEs 和 RAGE 在血管炎症免疫损伤中的作用机制，为治疗糖尿病慢性并发症提供新靶点。

方法：

（1）常规制备 AGEs，MTT 法观察不同浓度 AGEs 或 BSA（0200 μg/ml）对 PHA（0.25 μg/ml）预刺激的 Jurkat 细胞生长的影响。

（2）不同浓度 AGEs 或 BSA（200 μg/ml）作用于 PHA（0.25 μg/ml）预刺激的 Jurkat 细胞 24h，Western blot 检测 RAGE 表达的变化；ELISA 检测炎症因子 TNF-α 和 IFN-γ 的分泌。同时为观察 RAGE 在 AGEs 诱导的炎症因子分泌中的作用，用 RAGE 抗体预先处理 Jurkat 细胞 24h，再予 AGEs 干预，设非特异 IgG2a 为对照。

（3）为研究 RAGE 介导的胞内信号，相同浓度（200 μg/ml）AGEs 或 BSA 作用于 PHA 预刺激后的 Jurkat 细胞 0min、15min、30min、60min，免疫荧光（普通荧光显微镜及激光共聚焦显微镜）检测 CAMKIV 的核转位；同时观察 anti-RAGE 对 CAMKIV 活化的影响。

结果：

（1）浓度 50 μg/ml、100 μg/ml、200 μg/ml 的 AGEs 作用于 PHA 预刺激的 Jurkat 细胞 24h 后，MTT 结果显示细胞的生存率无明显变化（$P>0.05$）。

（2）不同浓度 AGEs 或 BSA 作用于 PHA 预刺激的 Jurkat 细胞，Western blot 结果显示 BSA 对 RAGE 表达无明显影响，而 AGEs 可上调 RAGE 的表达，与 BSA 组比较差异有统计学意义（浓度 50μg/ml 组 $P<0.05$，浓度 100 μg/ml、200 μg/ml 组 $P<0.01$）。

（3）200 μg/mlAGEs 或 BSA 作用于 Jurkat 细胞不同时间后，ELISA 结果显示 AGEs 可促进其分泌炎症因子 TNF-α 及 IFN-γ，24h 达高峰。不同浓度 AGEs 作用 24h 后，可促使 Jurkat 细胞上调炎症因子 TNF-α 及 IFN-γ 表达（$P<0.01$）；anti-RAGE 预处理细胞后，AGEs 诱导的炎症因子表达减少，与 AGEs 处理组比较 $P<0.01$。

（4）免疫荧光结果显示 AGEs 处理 Jurkat 细胞 30min 后可促进 CAMKIV 蛋白核转位，而 BSA 组未观察到明显的核转位；anti-RAGE 预处理后，AGEs 诱导的蛋白核转位减少，荧光减弱。

结论：AGEs 可上调 Jurkat 细胞表面 RAGE 的表达，并促进其分泌炎症因子 TNF-α 及 IFN-γ，AGEs 通过 RAGE 引起 CAMKIV 核转位。

7.5.5 RAGE 在 MGO 诱导 Jurkat 细胞分泌炎症因子 TNF-α 和 IFN-γ 中的作用

甲基乙二醛（MGO）是葡萄糖活性代谢产物，RAGE 可抑制 MGO 代谢的关键酶乙二醛酶 1（GLO-1）。MGO 和 RAGE 的水平在糖尿病患者中明显增高，与糖尿病加速动脉粥样硬化有关，但它们之间相互作用在糖尿病加速动脉粥样硬化中的意义仍不清楚。研究发现 MGO 诱导 Jurkat 细胞分泌炎症因子 TNF-α、IFN-γ。

朱明理进一步研究 RAGE 及其胞内信号对 MGO 诱导的 Jurkat 细胞分泌 TNF-α 和 IFN-γ 的影响，为了解糖尿病加速动脉粥样硬化机制提供了实验基础。

方法：

（1）不同浓度的 MGO（0 μM、15 μM、30 μM、60 μM）作用于 PHA（0.25 μg/ml）预刺激的 Jurkat 细胞 24h，Western blot 检测 RAGE 的表达。

（2）不同浓度 MGO（0 μM、15 μM、30 μM、60 μM）作用于 PHA 预刺激的 Jurkat 细胞 24h，ELISA 检测 TNF-α 和 IFN-γ 的分泌；部分实验加 RAGE 抗体（1μg/ml）预处理，同时设非特异抗体（1 μg/ml）为对照。

（3）不同浓度 MGO（0 μM、15 μM、30 μM、60 μM）作用于 PHA 预刺激的 Jurkat 细胞 24h，Western blot 测 CAMKIV 的表达；部分实验加 RAGE 抗体（1 μg/ml）预处理，同时设非特异抗体（1 μg/ml）为对照。免疫荧光检测 30 μM MGO 作用 0min、15min、30min、60min 后的 Jurkat 细胞内 CAMKIV 转核情况；部分实验加 RAGE 抗体（1 μg/ml）预处理，同时设非特异抗体（1μg/ml）为对照。

（4）30μM MGO 作用于 PHA 预刺激 24h 的 Jurkat 细胞 0min、15min、30min、60min，Western blot 检测 p38MAPK 磷酸化表达；部分实验加 RAGE 抗体（1 μg/ml）预处理，同时设非特异抗体（1 μg/ml）为对照。

（5）30μM MGO 作用于 CAMKIV 抑制剂 KN62（10 μM）、p38MAPK 抑制剂 SB203580（25 μM）预处理的 Jurkat24h，ELISA 检测 TNF-α 和 IFN-γ 的分泌。

结果：

（1）MGO 作用于 PHA 预刺激的 Jurkat 细胞 24h，Western blot 显示 Jurkat 细胞表达 RAGE，15 μM、30 μM、60 μM MGO 均上调 RAGE 的表达，与 MGO 未作用组比较差异有统计学意义（P<0.05）。

（2）15 μM、30 μM、60 μM MGO 作用于 Jurkat 细胞 24h 可促使 Jurkat 细胞分泌 TNF-α 及 IFN-γ，与 MGO 未作用组比较差异有统计学意义

（P<0.05）。RAGE 抗体能抑制 MGO 诱导 Jurkat 细胞分泌 TNF-α 及 IFN-γ（P<0.05），而非特异抗体预处理对 MGO 诱导 Jurkat 细胞分泌 TNF-α 及 IFN-γ 无影响（P>0.05）。

（3）15 μM、60 μM MGO 能增加 CAMKIV 的表达，与 MGO 未作用组比较差异有统计学意义（P<0.05）。RAGE 抗体抑制 MGO 诱导的 CAMKIV 的表达（P<0.05）；而非特异抗体预处理对 MGO 诱导 CAMKIV 的表达无影响（P>0.05）。免疫荧光显示 30 μM MGO 作用 15~60min 促进 Jurkat 细胞 CAMKIV 核转位；RAGE 抗体抑制 MGO 诱导的 CAMKIV 蛋白核转位，而非特异抗体预处理对 MGO 诱导 CAMKIV 蛋白核转位无影响。

（4）30μM MGO 作用 Jurkat 细胞 15~60min 引起 Jurkat 细胞内 p38MAPK 磷酸化表达增加（P<0.05）；RAGE 抗体抑制 MGO 引起的 p38MAPK 磷酸化（P<0.05），而非特异抗体预处理对 MGO 诱导 p38MAPK 磷酸化无影响（P>0.05）。

（5）CAMKIV，p38MAPK 通路抑制剂预处理抑制 MGO 诱导 TNF-α 和 IFN-γ 的分泌（P<0.05）。

结论：MGO 上调 Jurkat 细胞表面 RAGE 的表达，并通过 RAGE 引起 CAMKIV 表达增加、促进 CAMKIV 核转位以及 p38MAPK 磷酸化，进一步促进炎症因子 TNF-α 及 IFN-γ 分泌。

7.6 AGEs 及其受体与阿尔茨海默病

阿尔茨海默病（AD）是一种以记忆力下降和认知功能障碍为主要表现的神经退行性疾病，以形成细胞外淀粉样斑块，细胞内神经元纤维缠结及细胞慢性炎症为主要病理改变。Aβ 是一种易于聚集的非特异性结合蛋白，可与许多不同结构的物质相结合，如磷脂双分子层、蛋白聚糖以及多种蛋白受体，包括 RAGE、烟碱型乙酰胆碱受体 α（α-N-AChR），巨噬细胞 A 型清道夫受体（SR-A）、α5β1 整合素、N-甲基-D-天冬氨酸体（NMDA receptor）、p75 神经营养因子受体（P75NTR）及低密度脂蛋白受体相关蛋白（LRP-1）等。近年研究表明，Aβ在神经细胞外积累之前，就出现了记忆能力减退等临床症状，同时发现脑内细胞突触大量丢失，提示在AD早期阶段，Aβ单体或寡聚物通过与上述分子靶点结合后，激活相应的细胞内信号通路，最终导致氧化应激、神经元毒性等级联反应，可能是造成神经损伤的重要原因。细胞膜表面受体-RAGE与AD发病的关系密切，为AD的治疗提供新思路。中枢神经系统中，RAGE主要存在于神经元、小胶质细胞以及构成血脑屏障的内皮细胞。

7.6.1 AGEs 与 AD

（一）脑脊液研究

Shuvaev等研究表明，AD患者脑脊液中amadori产物比同龄非痴呆组高1.7倍，而两组脑脊液葡萄糖浓度相似。amadori产物的形成涉及AD患者脑脊液中各种主要蛋白，包括白蛋白、ApoE和转甲状腺素蛋白；AD脑脊液蛋白的糖化无针对性，即几乎所有的蛋白均被糖化。AD患者早期脑脊液蛋白糖化水平的增加可能促进AGEs的形成并激发脑内氧化应激。

（二）血清免疫学研究

Mruthinti等研究发现血清中抗Aβ1-42的IgGs的滴度在AD患者比对照组高4倍，而结合RAGE片断的IgGs在AD组增高也几乎达3倍。Aβ和RAGE IgG滴度与认知状态负相关。流式细胞仪分析显示AD组表达针对Aβ和RAGE的单克隆抗体位点的细胞群比对照组明显增加。AD患者血中特异性IgGs的出现提示免疫反应与AD的关联，抗Aβ-IgGs和RAGE IgGs滴度之间的相关性提示Aβ和RAGE在AD发病中的关联性。

（三）动物模型的研究

Munch 等分析不同月龄的 Tg2576 转基因小鼠 AGEs 及前炎症因子 IL-1β 和 TNF-α 的组织分布，发现 24 月龄小鼠中与炎性斑块相关的胶质细胞表达 IL-1β 和 TNF-α 并含有大量的 AGEs，提示斑块的主要成分 Aβ 能诱导胶质细胞内 AGEs 的形成并表达细胞因子。13 月龄的转基因小鼠，在斑块及胶质细胞中均无 AGEs 阳性染色。

（四）AD 脑组织内 AGEs 作用的基础和证据

神经元纤维是具有神经元特异性的中间纤维，它有 3 种异构体，即轻、中、重链纤维。重链纤维尾部结构域含多个重复的 Lys-Ser-Pro（KSP）结构，每个磷酸化位点附近有赖氨酸残基，是潜在的糖化位点。此外，神经元纤维半衰期长。因此，神经元纤维具备了非酶糖化的结构基础。锥体神经元和神经胶质细胞中存在能与 AGEs 及 Aβ 结合的受体 RAGE。Sasaki 等用多克隆 RAGE 抗体检测发现 Aβ、AGE 及 RAGE 在海马神经元（尤其 CA3 和 CA4 区）核周体存在，并且 AD 患者脑中多数星形胶质细胞含 AGE 和 RAGE 阳性颗粒，它们在分布上相同。星形胶质细胞可通过 RAGE 摄取糖化 Aβ 并由溶酶体途径降解。

（五）非酶糖化、AGEs 与 AD 病理

非酶糖化、AGEs 与 AD 病理改变密切相关。首先，糖化涉及早期斑块的形成，无论是弥散还是原始型的老年斑均被 AGE 抗体标记；而 AGEs 在神经炎性斑及其周围的胶质细胞中则大量出现。其次，Castellani 等用原位技术显示体内主要的糖化产物 CML 及糖化前体己糖醇-赖氨酸水平在 AD 患者神经元纤维缠结病理部位增加。在 AD、CML 与 tau 蛋白共同被染色，它

与 NFTs 及神经炎性斑块在分布上相似。tau 蛋白的糖化促进了双螺旋细丝（paired helical filament，PHF）的形成，并可能在稳定 PHF 聚积、促进缠结形成中起作用，糖化的 tau 蛋白在体外促微管组装能力丧失。近来，Luth 等的免疫组化研究发现 AD 患者颞上回神经元和胶质细胞的 AGEs 随增龄及 AD 病程进展聚积增多；同时发现几乎所有 AGEs 免疫反应阳性的神经元都包含过磷酸化的 tau 蛋白；许多神经元中 AGEs 与神经细胞变性的标志物，如神经元型的一氧化氮合酶（neuro nalnitric oxide synthase，nNOS）和 caspase-3 共表达。该研究证实了 AGEs 的聚积在早期 NFTs 形成及神经元退变中的作用。

（六）糖化 Aβ、胶质细胞与神经元损伤

慢性炎症反应是 AD 发病的重要学说之一。AGEs 聚积在老年斑中，诱导胶质细胞的慢性炎症反应。AD 病理形成中，Aβ 与受体介导的信号转导对炎症演进及细胞功能丧失起重要作用。Gasic-Milenkovic 等证实 Aβ 需要预先的刺激环境来发挥其产生前炎症信号的潜能，此刺激来自 AGEs、脂多糖等。Lue 等报道 Aβ 激活小胶质细胞的机制是通过其表面的 RAGE 并促进巨噬细胞集落刺激因子（macrophage colony-stimulating factor，M-CSF）释放来介导的，此作用被抗-RAGE F(ab')2 显著阻断，阻断后抑制了小胶质细胞向 Aβ 趋化；而 M-CSF 和 Aβ 共孵育的小胶质细胞 RAGE mRNA 表达增加。因而，糖化 Aβ 与 RAGE 相互作用促进 M-CSF 释放并诱导小胶质细胞向 Aβ 沉积部位迁移，同时激活小胶质细胞产生细胞因子、氧自由基等损伤神经元。

此外，Hadding 等研究证实 RAGE 介导 Aβ 毒性作用，瞬时转染的 RAGE 诱导细胞死亡，稳定表达在细胞表面的 RAGE 对纳摩尔水平的 Aβ 即高度敏感。可见糖化受体 RAGE 在介导 AD 慢性炎症损伤中所起到的重要作用。

除信号转导机制外，堆积在老年斑附近的 AGEs 可直接加速氧化应激，破坏谷胱甘肽还原状态。Deuther-Conrad 等研究表明 AGEs 持续性增加 SH-SY 5Y 细胞内还原型谷胱甘肽氧化的比率，并有时间和剂量依赖性，AGEs 存在时，谷胱甘肽被氧化达 10%~14%，持续 24h；AGEs 诱导对谷胱

甘肽的氧化能被自由基清除剂 N-乙酰半胱氨酸、α-硫辛酸等保护。Wong 等则报道 AGEs 阳性的小胶质和星形胶质细胞在 AD 脑组织大量表达 iNOS，并在成熟的老年斑周围诱导氧化应激。

综上所述，已有足够证据表明非酶糖化、AGEs 及其受体在 AD 发病中的地位和作用。在 AD，AGEs 能交联蛋白、激活胶质细胞、稳定神经炎性斑块、促进炎症反应；糖化 Aβ 与 RAGE 相互作用激活小胶质细胞和星形胶质细胞促进氧化应激、分泌大量 iNOS 和前炎症细胞因子，并反馈上调 AGE 受体表达；而氧化应激、细胞因子等损伤神经元，促进 AD 病理的发展。

7.6.2 RAGE 与 Aβ 的结合及细胞内信号通路

1996 年，Yan 等用 ELISA 方法检测脑组织匀浆，首次发现 AD 患者脑中的 RAGE 表达过量，约为正常人脑的 2.5 倍，且在 Aβ 聚集域的血管壁中，RAGE 表达量也显著升高。同时发现 AD 患者脑细胞内的 Aβ，除部分由细胞自身生成外，还有部分是将之前分泌到细胞外的 Aβ 重吸收，再次内化到细胞内的。因此猜测，细胞外的 Aβ 是通过与细胞膜上的 RAGE 等受体结合，转运进入细胞。RAGE 与 Aβ 单体和纤维状 Aβ（Aβ Fibrils）均可以结合，Aβ 侧链上的 3Glu、7Asp、11Glu 为 RAGE 的主要结合靶点。表面等离子共振（SPR）证明 sRAGE 与寡聚 Aβ（Aβ Oligomers）亲和力强，与纤维状 Aβ 亲和力相对弱。Natalia 等将转染 RAGE-EGFP 的 CHO-k1、Neuro-2a 细胞和 Texas 红标记的 AGEs 共孵育 3h 后，用共聚焦显微镜观察发现超表达的 RAGE-EGFP 可以诱导小囊泡的形成，最终 AGEs-RAGE 复合物内陷于细胞质膜，Aβ 与 RAGE 结合后也可能通过类似途径进入细胞。RAGE-Aβ 进入神经细胞后，激活包括 NADPH 氧化酶、p38MAPK、Cdc42、Rac 等在内的信号转导途径，一方面通过激活 NADPH 氧化酶途径产生活性氧，一方面引起 NF-κB 和 AP-1 转录靶基因。靶基因包括 ET-1、VCAM-1、以及 IL-1β、IL-6、TNF-α 和 RAGE 本身。因此，RAGE 与 Aβ 结合的主要信号转导机制是触发活性氧生成和上调炎症通路，而 NF-κB 的激活作为一种正反馈，会进一步促进配体与 RAGE 的结合；同时活性氧的生成也会放大配体的生成和加重炎症过程。此外，Origlia 等还发现 RAGE 将信号转到细胞内后，经 p38MAPK 信号转导途径会引发长时程增效（LTP）损伤，p38MAPK 表达量增加，使特异性位点的 tau 蛋白磷酸化，最终促进神经元纤维缠结形成。

7.6.3 RAGE 与血脑屏障（BBB）转运

正常生理条件下，BBB 是大脑的天然保护层，其阻止血液中的 Aβ 进入中枢神经系统，同时可将脑内产生的 Aβ 从脑间质液中清除出脑。体外细胞培养实验表明，在一定时期，可溶的 Aβ（1-40）单体可通过浸透的方式与脑血管内皮细胞的单层膜结合。通过 Aβ 放射示踪实验和 IgG-RAGE 特异的抗体封闭实验最终证实，Aβ 是依赖于血管壁上的特异受体 AGE 介导透过 BBB。RAGE 存在于内皮细胞近血管壁，通过结合摄取血液中 Aβ，经内吞和跨膜作用介导其通过 BBB 入脑。在 AD 患者和 APP 转基因动物模型中，RAGE 在 BBB 上的表达显著上调，使更多的 Aβ 进入脑内。而 Aβ 沉积会刺激 RAGE 进一步表达增加，形成恶性循环。

7.6.4 RAGE 与小胶质细胞活化

小胶质细胞（MG）是脑组织中的巨噬细胞，也是中枢神经系统的抗原提呈细胞和免疫效应细胞，具有吞噬细菌、抗原呈递、产生细胞因子和补体的能力。MG 在 AD 中有双重作用，一方面是 AD 早期损伤的主要细胞之一，另一方面又是"清道夫"，即其激活后可表现吞噬功能，有利于 Aβ 等有害物质的清除。研究表明，Aβ 沉积是通过与受体的相互作用激活 MG 的，在小胶质细胞表面表达的 RAGE、清道夫受体（SR）和丝氨酸蛋白酶抑制剂酶复合物受体（SEC-receptor）等七种受体可介导小胶质细胞牢固地黏附于聚集的 Aβ，从而引发小胶质细胞的活化。Mattson 观察到纤维状 Aβ 与 MG 表面的 RAGE 结合，激活 MG，使 iNOS 表达，产生 NO 并激活 TNF-α、TGF-β 等细胞毒性因子。Lue 等亦证实，在 AD 患者脑中，Aβ 与 MG 的 RAGE 结合，促使 MG 向淀粉样斑块迁移、增殖，激活 NF-κB 并分泌巨噬细胞集落刺激因子（M-CSF），引起炎症反应。而 David 等发现，在 Aβ 孵育的小鼠小胶质瘤细胞 BV-2 中加入 M-CSF 后，MTT 检测细胞活性不变，细胞形态完整，说明 M-CSF 具有细胞保护作用。

7.6.5 RAGE 与其他细胞反应

除小胶质细胞和神经元等神经细胞外，Aβ 还可以与外周微血管内皮细胞、肥大细胞等细胞表面的 RAGE 结合，介导与 AD 相关的多种反应。在衰老情况下，RAGE 可调节糖基化白蛋白（GA）诱导的线粒体损伤和肥大细胞凋亡。最近，Tetsuro 等发现，GA-RAGE 结合引起线粒体内 Ca^{2+} 超载，使线粒体膜破裂，进而导致超氧化物生成，细胞色素 C 释放，caspase-3/7 的激活，且剂量依赖性地导致肥大细胞凋亡。上述实验表明，RAGE 作为广泛存在的细胞膜受体，在 AD 发病过程中，通过与 Aβ 相互作用，诱导神经元应激损伤，细胞因子释放以及介导 Aβ 穿越 BBB 等多种途径，成为介导 Aβ 损伤神经细胞的主要辅助因子。

7.6.6 RAGE 与 AD 治疗

近年研究表明，AD 早期患者血清中的 sRAGE 浓度大大降低，因此 sRAGE 可被用来作为 AD 诊断的标志物。由于 sRAGE 可与细胞膜上的 RAGE 竞争 Aβ，且 sRAGE 不能穿过 BBB，因此 sRAGE 与 Aβ 结合形成复合物可以将 Aβ 留在外周血中；当血浆中 Aβ 浓度降低后，脑内的 Aβ 就会向外周转移，从而减少脑内 Aβ 的沉积，减缓 AD 症状。给 6 月龄转基因小鼠 TgmAPP 注射 sRAGE，每天 100g，3 个月后海马内 Aβ 总量和 Aβ（1-42）量分别降低了 70%~78%。进一步实验表明， 延长给予 sRAGE 的时间，可以改善 AD 转基因鼠（TgmAPP/mPS1）的突触功能和空间工作记忆能力。因此，用重组 sRAGE 来抑制 Aβ 与 RAGE 的结合可成为开发 AD 药物的方向。用特异抗体封闭 RAGE 不同区段可能是一种新的治疗策略。封闭 RAGE 的 Vd 样区，可以减弱 Aβ 寡聚物（Aβ Oligomers）在 SH-SY 5Y 细胞和大鼠皮质细胞造成的神经毒性，而封闭 RAGE 的 Cld 样区却能抑制由 Aβ 聚集物（Aβ Aggregates）诱导的凋亡。

除免疫方法外，一些中药单体对 RAGE 也有良好的干预作用。Yan 等发现银杏叶提取物 EGb761 可以降低大脑微血管内皮细胞中 RAGE 的表达，使 Aβ 不能通过 BBB，从而减少了脑内的 Aβ。向处于缺氧与低血糖状态下的鼠脑微血管内皮细胞系 bEnd.3 中加入 100 μg/ml EGb761 作用 36h 后，RAGE mRNA 及蛋白表达量均降低，一直持续到 48h。

基于 RAGE 在 AD 中的作用机制，通过降低 RAGE 表达水平、抗体封闭 RAGE 蛋白、竞争阻断 RAGE 与 Aβ 的相互作用以及抗氧化，抗炎症反应等方法可望寻求延缓 AD 的创新药物。而血清及脑脊液中 RAGE 或 sRAGE 水平的检测也可作为诊断早期 AD 的一种方法。

7.7 RAGE 基因多态性与相关疾病

7.7.1 RAGE Gly82Ser 基因多态性及血清 sRAGE 水平与 2 型糖尿病轻度认知障碍相关性

RAGE 既是晚期糖基化终产物也是 β 淀粉样肽的配体，与 2 型糖尿病慢性并发症及阿尔茨海默病发生发展密切相关。王品探讨了 RAGE G82Ser 基因多态性及 sRAGE 与 2 型糖尿病轻度认知障碍的相关性及可能机制。

方法：共招募 167 位 2 型糖尿病患者，其中 82 人符合 MCI 诊断标准，85 位相匹配的正常认知对照组。使用多维度神经学量表评估受试者认知功能；使用聚合酶链式反应-限制性片段长度多态性（PCR-RFLP）法检测

RAGE Gly82Ser 基因多态性，并使用酶联免疫吸附测定血清 sRAGE 浓度。

结果：

（1）与认知正常组相比较，认知障碍组的 2 型糖尿病患者发生动脉斑块、糖尿病肾病、冠心病风险更高（P<0.05）。2 型糖尿病认知障碍组血尿酸水平略高于正常组（289.91 ± 90.63 μmol/L vs. 254.45 ± 71.04 μmol/L，P<0.05），sRAGE 浓度明显低于认知正常组（087 ± 0.35 ng/ml vs.1.05 ± 0.52 ng/ml，P<0.05）。

（2）Logistic 回归模型中显示尿酸、冠心病、sRAGE 下降是糖尿病认知障碍的危险因素，其中 sRAGE 每增高 0.67 ng/mL 会减少糖尿病认知障碍 42%的发病风险[OR=0.58，95% CI（0.39–0.86），P=0.007]。

（3）RAGE Gly82Ser 基因型在 2 型糖尿病认知障碍及非认知障碍组未发现统计学差异。但 sRAGE 水平在认知障碍组尤其是 Gly/Ser 杂合子组明显降低（P<0.05）。

（4）在 MCI 组，不同 RAGE 等位基因型组间认知量表无明显统计学差异（P>0.05）。

结论： RAGE 参与糖尿病相关认知障碍，并起到保护性作用；RAGE Gly82Ser 基因多态性在 2 型糖尿病认知障碍中的作用需要进一步研究证实。

7.7.2 汉族人群 RAGE 基因和 APE1 基因多态性与肺癌易感性的关联

在我国肺癌已成为恶性肿瘤致死的主要原因之一，是严重危害公众健康的主要疾病。为了揭示肺癌发生的遗传基础，近年来开展了大量关于肺癌相关基因的研究工作，包括肺癌易感基因多态性的单位点分析、全基因组扫描分析。然而迄今为止还没有找到一个能够在多种族人群中得到验证的肺癌易感基因或基因突变，究其原因可能是在以往的研究中没有充分考虑到基因—基因间的交互作用，而基因之间交互作用在复杂疾病的发病过程中的重要性已逐步被人们认识。为了进一步揭示肺癌发生的遗传基础，本书以 RAGE 和 APE1 两个候选基因为研究对象，探索两个基因的 5 个常见的单核苷酸多态性（SNP）与肺癌易感性之间的关联，以及两个基因间的交互作用与肺癌易感性之间的关系。潘洪明选取汉族人群中 819 例肺癌患者和 803 例健康对照者作为研究样本，外周血提取基因组 DNA，采用 PCR-LDR 技术对 1622 个样本 RAGE 基因和 APE1 基因的 5 个常见 SNP（rs1800625、rs1800624、rs2070600、rs1760944 和 rs1130409）进行基因分型。实验数据采用 R 软件和多元简约法（MDE）分析，统计效能采用 PS 软件完成，连续型变量的两组间的比较采用非配对 t 检验，分类型变量的两组间比较采用 $x^{\sim}2$ 检验，采用拟合优度的方法校验 Hardy-Weinberg 平衡。采用 Logistic 回归模型分别在加性、显性和隐性遗传模式下对 RAGE 基因和 APE1 基因 5 个 SNP 评估肺癌易感性风险值，计算比值比及其 95% 可信区间，评估各基因型与肺癌发病风险的关系，统计学意义设定为 $P<0.05$。单倍型频率及其风险预测采用 Haplotype.stats 程序完成，具体 haplo.em 程序用于计算单倍型频率，haplo.cc 和 haplo.glm 程序基于一般线性模型计算比值比及其 95% 可信区间。肺癌组和对照组间的基因单倍型频率的差异通过校正 P 值计算，校正统计量是基于随机排列性状和协变量并计算单倍型的分值。haplo.stats 程序包含 haplo.em、haplo.cc 和 haplo.glm。基因—基因间交互作用通过 MDR 软件分析。经研究发现病例组与对照组间在年龄、性别及家族肿瘤史分布的差异经检验无统计学意义（$P>0.05$），即两组在年龄、性别及家族肿瘤史的分布上是均衡的，吸烟者、饮酒者及患有慢性阻塞性肺病史的比例在肺癌组中显著增高（$P<0.0005$）。对病例组和对照组间进行 SNP 单位点分析、单倍型分析及 RAGE 基因和 APE1 基因间交互作用分析。在加性、隐性和显性遗传模式下，分别对 5 个常见 SNP 的基因型分布和等位基因频率与肺癌易感性间的关系进行分析。经检验，病例组和对照组中所有研究位点的基因型分布符合 Hardy-weinberg 定律。RAGE 基因的 rs1800625（Pgenotype<0.0005、Pallele<0.0005）、rs2070600（Pgenotype$=0.005$、Pallele$=0.004$）和 APE1 基因 rs1130409（Pgenotype$=0.009$、Pallele$=0.004$）的基因型分布和等位基因频率在病例组和对照组间有显著差异,具有显著的统计学能效,分别为 94.2%、81.6% 和 81.3%。在不同的遗传模型下,rs1800625

和 rs1130409 与肺癌的易感性显著相关，尤其在隐性模型下，独立于混杂因素，对于 rs2070600，仅在加性和隐性模型下具有统计学意义；对 RAGE 基因和 APE1 基因进行单倍型分析发现 T–T–G （RAGE 基因按照 rs1800625—rs1800624—rs2070600 顺序，Psim=0.315）和 G–G（APE1 基因按照 rs1760944—rs1130409 顺序，Psim=0.084）是最常见的单倍型，其单倍型频率在病例组和对照组间的差异没有统计学意义。与对照组相比，RAGE 基因单倍型 C–A–A 的频率在肺癌组中显著增高，在未校正混杂因素条件下，该单倍型的肺癌风险值为 2.1（95%CI：1.52~2.91），校正混杂因素后的风险值为 2.15（95%CI：1.55~2.97）。APE1 基因的单倍型频率在两组间差异无统计学意义；采用 MDR 分析 RAGE 基因—APE1 基因间交互作用，对 5 个研究位点进行交互作用分析，每个最优模型均检测校验精度和交叉验证一致性，并通过置换检验对显著水平进行检测。经检验得到的最佳模型为 rs2070600*rs1130409，这个模型有最大的检验精度 65.63% 和最大的交叉验证一致性，且有统计学意义（P=0.006）。

该研究以 1622 例汉族人群为样本，对 RAGE 和 APE1 两个候选基因的 5 个常见 SNP 与肺癌易感性进行关联性研究，首次探索 RAGE 基因和 APE1 基因的交互作用与肺癌易感性的关系。首次发现了 RAGE 基因和 APE1 基因间的交互作用具有明显的高肺癌发病风险。

7.7.3 RAGE 基因 G82S 多态性与冠心病相关性

高锦雄等研究发现 AGEs 可明显增加心肌细胞的凋亡率，通过与 RAGE 增高胞内游离钙浓度，影响心肌细胞舒缩功能，而抗 RAGE 抗体可以阻断其作用。有研究报道在糖尿病患者动脉粥样硬化斑块中 RAGE 高度表达。因此，RAGE 被认为是介导 AGEs 对心血管系统损伤的重要受体，可以作为研究血管疾病的候选基因之一和药物干预性研究的新靶点。RAGE 基因位于人白细胞 A 位点附近的染色体 6p21.3。自 1998 年 Hudson 等检测出位于 RAGE 基因外显子 Exon3 密码子 82 的甘氨酸突变成丝氨酸（Gly→Ser），产生 Alul 限制性酶切位点（AG↓CT），形成 G82S 多态现象以来，体外研究发现在中国仓鼠卵巢细胞（CHOs）和人类单核细胞中，S 等位基因的配体结合亲和力强于 G 等位基因，且配体激活产生的炎症介质增加，具有扩大免疫／炎症反应的作用，提示 RAGE 基因 G82S（G/S）多态性潜在性地增强心血管疾病的发病、发展。

高锦雄等以 2004 年 7 月～2005 年 12 月广州南方医院心内科住院病人（共 700 例）为研究对象，应用 PCR—RFLP 的方法检测上述入选对象 RAGE 基因 G82S 多态性基因型，试图探讨这一遗传变异对我国高血压（HP）、糖尿病（DM）和冠心病（CHD）人群疾病易感性的影响，以及通过比较我国与其他不同国家、不同种族之间 RAGE 基因 G82S 多态性的频率分布来了解该基因多态的分布特点，为进一步阐明 RAGE 基因 G82S 多态性与复杂性状疾病（如心血管疾病、糖尿病等）的关系提供强有力的流行病学依据。

方法：以 2004 年 7 月～2005 年 12 月广州南方医院心内科无血缘关系的住院病人（共 700 例）为研究对象，抽取其静脉血并提取基因组 DNA，应用 PCR—RFLP 的方法检测上述入选对象 RAGE 基因 G82S 多态性基因型。

（1）首先将入选对象分为 HP 组（并发/未并发 CHD 或 DM，355 例）、DM 组（并发/未并发 HP 或 CHD，170 例）、CHD 组（并发/未并发 HP 或 CHD，170 例 HP 或 DM，330 例）和对照组（CTRL 组，170 例），比较各疾病组与 CTRL 组间 RAGE 基因 G82S（G/S）多态性的频率分布有无差异来探讨该多态变异与我国 HP、DM 和 CHD 疾病易感性的相关性。

（2）将上述入选对象分为不伴 CHD 的 HP 组（200 例）、CHD&HP 组（175 例）、不伴 HP 的 CHD 组（155 例）和 CTRL 组（170 例），比较各疾病组与 CTRL 组间 G82S（G/S）多态性的频率分布来进一步探讨该遗传变异对我国 HP、CHD&HP 和 CHD 人群相关疾病易感性的影响。

（3）为探讨并发/未并发 DM 对 RAGE 基因 G82S（G/S）多态性在我国 HP、CHD&HP 以及 CHD 中的频率分布有否影响，在上述分组的基础上进行亚组分析，分为单纯 HP 组（126 例）、HP&DM 组（74 例）、CHD&HP&DM 组（59 例）、CHD&DM 组（37 例）、CHD&HP 组（96）、单纯 CHD 组（138 例）和 CTRL 组（170 例），比较各组间 G82S（G/S）多态性的频率分布来进一步探讨该基因多态性与我国 HP、HP&DM、CHD&HP&DM、CHD&DM、CHD&HP 以及 CHD 之间的相关性；根据目前国内外已进行的 RAGE 基因 G82S 突变点的相关性研究，结合本实验研究结果，比较我国汉族人群、DM 及 CHD 人群与不同国家、种族之间 RAGE 基因 G82S 多态性的频率分布，进一步了解该遗传变异在中国汉族人中的分布特点，以及对疾病易感性的影响是否存在地域和种族的差异。

结果：

（1）RAGE 基因 G82S 多态性对我国 HP、DM 以及 CHD 人群疾病易感性的影响：CHD 组患者 G82S 多态性 SS 基因型频率分布显著高于 CTRL 组（x~2=18.119，P < 0.001，根据 Bonferroni 方法以 a′ =0.017 为检验水平，P < 0.017）：其等位基因 S 频率与 CTRL 组比较有显著性差异（x~2=16.285，P=0.000，P < 0.017），OR 值为 2.081，95％CI 为（1.450，2.985）；HP 组和 DM 组患者 G82S 基因型（GG、GS、SS）和等位基因（G、S）频率与 CTRL 组比较均无显著性差异（P > 0.017）。分层 x~2 检验提示 G82S 多态性突变型（GS&SS）与男性 CHD 患者的发病显著相关。

（2）RAGE 基因 G82S 多态性对我国 HP、CHD&HP 以及 CHD 人群疾病易感性的影响：CHD 组与 CHD&HP 组患者 G82S 多态性 SS 基因型频率分布显著高于 CTRL 组（x~2 值分别为 19.637 和 9.126，P 值分别为 0.000 和 0.010，根据 Bonferroni 方法以 a′ =0.017 为检验水平，P < 0.017）；其等位基因 S 频率与 CTRL 组比较有显著性差异（x~2 值分别为 17.757 和 8.546，P 值分别为 0.000 和 0.003，P < 0.017），OR 值分别为 2.303 和 1.842，95％CI 为（1.553，3.416）和（1.219，2.785）；HP′ 组 G82S 基因型（GG、GS、SS）和等位基因（G、S）频率与 CTRL 组比较无显著性差异（P > 0.017）。分层 x~2 检验提示 G82S 多态性突变型（GS&SS）与男性 CHD 患者、60 岁以上的 CHD&HP 患者的发病显著相关；二分类 Logistic 回归分析表明 G82S（G/S）突变基因型 GS&SS 为 CHD 的发病的一项重要危险因素，与 CHD&HP 的发病也存在一定相关性，但与 HP 的发病无关。

（3）RAGE 基因 G82S 多态性对我国 HP、CHD 和（或）并发 T2DM 人群疾病易感性的影响：单纯 CHD 组患者 G82S 多态性 SS 基因型频率分布显著高于 CTRL 组（x~2=20.716，P < 0.001，根据 Bonferroni 方法以 a′ =0.008 为检验水平，P < 0.008），而单纯 CHD 组与 CHD&HP 组中等位基因 S 频率与 CTRL 组比较有显著性差异（x~2 值分别为 18.869 和 8.256，P 值分别为 0.000 和 0.004，P < 0.008），OR 值分别为 2.446 和 1.949，95％CI 为（1.622，3.689）和（1.230，3.087）；单纯 HP 组、HP&DM 组、CHD&HP&DM 组和 CHD&DM 组 G82S 基因型（GG、GS、SS）和等位基因（G、S）频率与 CTRL 组比较均无显著性差异（P > 0.008）。分层 x~2 检验提示 G82S 多态性突变型（GS&SS）与男性 CHD 患者的发病显著相关；二分类 Logistic 回归分析表明 G82S（G/S）突变基因型 GS&SS 为 CHD 发病的一项重要危险因素，与 CHD&HP、CHD&HP&DM 的发病也存在一定相关性。

（4）我国汉族人群、DM 人群及 CHD 人群与不同国家、不同种族之间 RAGE 基因 G82S 多态性频率分布的比较：①我国汉族人群与其他国家、种族之间 RAGE 基因 G82S 多态性的分布差异。本研究报道的 G82S 多态性突变型（GS&SS）在中国汉族人群的分布（25.3％）虽然低于刘丽梅报道的（43.3％，x~2=9.563，P=0.002），而与亚洲韩国人（30.2％，x~2=1.612，P=0.204）的分布相似，但显著高于英国白种人（13％）、美国白种人（8％）、芬兰人（7％）、巴西人（3.7％）、亚洲印度人（2％）和捷克白种人（1.8％）（P < 0.01）；其等位基因 S 的频率分布，在中国人群的分布（13.2％）虽然低于刘丽梅报道的（23.1％，x~2=8.871，P=0.003），而与亚洲日本人（17.3％）、亚洲韩国人（16％）的分布相似（x~2 值分别为 2.452 和 1.524，P 值分别为 0.117 和 0.217），但显著高于英国白种人（8％）、芬兰人（4％）、巴西人（1.8％）、亚洲印度人（2％）和捷克白种人（0.9％）（P < 0.01）。②我国 DM 人群与其他国家、种族之间 RAGE 基因 G82S 多态性的分布差异本研究报道 G82S 多态性突变型（GS&SS）在中国 DM 人群的分布（35.9％）与刘丽梅报道（33.8％）的相似（x~2=0.085，P=0.770），但显著高于亚洲印度 DM 人（20％）、芬兰 DM 人（15％）、捷克白种 DM 人（7.6％）、美国白种 DM 人（7.3％）、英国白种 DM 人（7％）和巴西 DM 人（2.1％）（P < 0.01）；其等位基因 S 的频率分布，在中国 DM 人群的分布（19.1％）与刘丽梅报道（17.7％）的相似（x~2=0.126，P=0.723），高于亚洲印度 DM 人（11％，

x~2=6.140，P=0.013），而显著高于亚洲日本 DM 人（10.8%）、芬兰 DM 人（7%）、捷克白种 DM 人（3.8%）、英国白种 DM 人（4%）和巴西 DM 人（1%）（P＜0.01）。③我国 CHD 人群与其他国家、种族之间 RAGE 基因 G82S 多态性的分布差异。本研究报道 G82S 多态性突变型（GS&SS）在中国 CHD 人群的分布（48%）显著高于亚洲韩国人（24.8%，x~2=37.041，P＜0.001）、芬兰人（12%，x~2=76.972，P＜0.001）和美国人（6.8%，x~2=60.432,P＜0.001）;其等位基因 S 的频率分布,在中国人群的分布(26%)显著高于韩国人（13.0%，x~2=35.330，P＜0.001）和芬兰人（6.0%，x~2=77.616，P＜0.001）。

结论：

（1）RAGE 基因 G82S（G/S）多态性是中国汉族人群冠心病的易感基因，与冠心病的发病存在明显相关性，是冠心病发病的一项重要危险因素。

（2）RAGE 基因 G82S（G/S）多态性在中国汉族人群男性冠心病的致病易感性更为显著。

（3）RAGE 基因 G82S（G/S）多态性并非中国汉族人群高血压、2 型糖尿病的易感基因，与中国汉族人群高血压、2 型糖尿病的发病、发展无明显关联。

（4）与其他国家、种族相比，RAGE 基因 G82S（G/S）多态性在中国汉族人群、中国 2 型糖尿病患者群及中国冠心病人群呈现高分布频率。

7.7.4 RAGE 基因–374T/A、RAGE 基因–429T/C 基因多态性与 2 型糖尿病动脉硬化的关系

叶静思等进行了以下研究：

（1）探讨 RAGE 基因–374T/A、RAGE 基因–429T/C 基因多态性与 2 型糖尿病（T2DM）的关系。

（2）探讨 RAGE 基因–374T/A、RAGE 基因–429T/C 基因多态性与 T2DM 动脉硬化（AS）的关系。

（3）探讨血清 esRAGE 水平与 T2DM 动脉硬化的关系。

（4）分析 RAGE 基因-374T/A、RAGE 基因-429T/C 基因多态性与 esRAGE 水平以及炎症因子是否相关。

方法：选取符合 1999 年世界卫生组织（WHO）T2DM 的诊断标准的 290 名 T2DM 患者，同时入组 83 名非糖尿病无亲缘关系的健康人作为对照组（NC）。采用 PCR-RFLP 技术进行 RAGE 基因-429T/C 和 RAGE 基因-374T/A 多态基因型检测。采用彩色多普勒超声测定颈动脉内膜中层厚度（carotid intima-media thickness，cIMT），以 cIMT 作为评价动脉硬化指标，根据 cIMT 将患者分为 T2DM 动脉硬化组（cIMT≥0.9 mm）和 T2DM 非动脉硬化组（cIMT<0.9 mm）。采用酶联免疫吸附法（ELISA）测定血清 esRAGE 水平和炎症因子 TNF-α 及 IL-6。血糖采用葡萄糖过氧化酶法测定。糖化血红蛋白采用高效液相频谱法测定。血脂谱和肝肾功能采用自动生化仪测定。统计学采用 SPSS13.0 软件进行数据统计分析。计量变量以 x±s 表示，正态分布的连续变量两组间比较用独立样本 t 检验，两组相关分析采用皮尔逊相关分析。非正态分布的连续变量两组间比较用 Mann-whitney U 检验，两组相关分析采用 Spearman's 相关分析。等位基因的频率分布和基因型频率分布在不同分组之间的比较采用卡方检验。应用二元 logistic 回归分析分析 RAGE 基因-429T/C 及 RAGE 基因-374T/A 基因型与临床生化指标的关系。2 型糖尿病组 cIMT 与临床资料、esRAGE、TNF-α、IL-6 相关性用逐步多元线性回归分析，非正态分布变量先通过数据转换为正态分布后进行方程分析。所有的结果以 P<0.05 为有显著性统计学意义。

结果：

（1）T2DM 组与对照组的一般临床参数相比较，收缩压（systolic bloodpressure，SBP）、舒张压（diastolic blood pressure，DBP）、空腹血糖（fastingblood-glucose，FBG）、糖化血红蛋白（HbA1c）、三酰甘油（triglycerides，TG）及低密度脂蛋白胆固醇（low density lipoprotein cholesterol，LDL-C）升高，差别具有显著的统计学意义（P<0.01），高密度脂蛋白胆固醇（high densitylipoprotein cholesterol，HDL-C）降低，亦有统计学意义（P<0.05），而性别、年龄、吸烟、体重指数（BMI）及总胆固醇

（total cholesterol，CHO）差异无统计学意义（P>0.05）。T2DM 组中动脉硬化组和无动脉硬化组比较，cIMT 分别为 1.16 ± 0.41mm vs.0.67 ± 0.10 mm，P<0.01；两组之间性别、年龄、吸烟、病程、具有显著的统计学意义（P<0.01）；BMI 及 LDL-C 亦有统计学意义（P<0.05），而 SBP、DBP、FBG、HbA1c、TG、CHO、HDL-C 在两组之间的差别无统计学意义（P>0.05）。

（2）T2DM 组与对照组的血清 esRAGE 水平没有明显差别（0.2817 ± 0.1588 μg/l vs. 0.2925 ± 0.1178 μg/l，P>0.05）。而 T2DM 中 AS 组血清 esRAGE 水平低于无 AS 组（0.2712 ± 0.1898 μg/l vs.0.2974 ± 0.2230 μg/l，P=0.035）。

（3）T2DM 组血清 TNF-α 和 IL-6 水平均高于正常对照组，分别为 75.5701 ± 51.9540 pg/ml vs. 33.9261 ± 27.1512 pg/ml，P=0.048 和 10.9737 ± 6.2281 pg/ml vs.7.4037 ± 3.7211 pg/ml，P=0.049。同时 T2DM 中 AS 组血清 TNF-α 和 IL-6 水平均高于无 AS 组，分别为 99.1049 ± 82.6261 pg/ml vs.51.7379 ± 45.1253 pg/ml，P=0.027 和 10.5968 ± 6.9426 pg/ml vs.7.5240 ± 3.2370 pg/ml，P=0.026。

（4）正常对照组、T2DM 的 AS 组及无 AS 组中，各组基因型频率分布均符合 Hardy-Weinberg 平衡。T2DM 组中 RAGE 基因-429 位点携带 C 等位基因的基因型（TC+CC）频率明显高于正常对照组（$x\sim2=9.056$，P=0.003），C 等位基因频率明显高于正常对照组（$x\sim2=8.044$，P=0.005）。而 T2DM 中 AS 组与无 AS 组间 RAGE 基因-429T/C 多态基因型（TT、TC、CC）频率和等位基因（T、C）频率分布差别无统计学意义（$x\sim2=8.412$，P=0.059）。

（5）无论 T2DM 组与正常对照组还是 T2DM 中 AS 组与无 AS 组比较，RAGE 基因-374T/A 多态的基因型（TT、TA、AA）频率和等位基因（T、A）频率分布差别无统计学意义，（P>0.05）。

（6）T2DM 组 cIMT 与各临床参数、esRAGE、TNF-α、IL-6 多元线性回归分析提示：cIMT 与年龄、吸烟、收缩压呈显著正相关（P<0.01），与 esRAGE 负相关（r=-0.271，P<0.01），与 HDL-C 负相关（r=-0.136，P<0.05），cIMT 与炎症因子 TNF-α、IL-6 无相关性。

（7）无论是正常对照组或 T2DM 组，esRAGE 与 TNF-α、IL-6 均无相关性。

（8）应用二元 logistic 回归分析模型分析,正常对照组 RAGE 基因–429 基因型与年龄呈正相关（r=0.517，P<0.05），与其他的临床参数、esRAGE 及 TNF–α、IL–6 无相关性（P>0.05）。T2DM 组 RAGE 基因–429 基因型与 BMI、TNF–α 呈正相关（P<0.05），与其他的临床参数、esRAGE 及 IL–6 无相关性（P>0.05）。正常对照组 RAGE 基因–374 基因型与 TNF–α、IL–6 呈正相关（P<0.05），与其他的临床参数、esRAGE 无相关性（P>0.05）。T2DM 组 RAGE 基因–374 基因型与 HbA1c 呈负相关（r=–0.155，P<0.05）。与其他的临床参数、esRAGE 及 IL–6 无相关性（P>0.05）。

结论:

（1）RAGE 基因启动区–429T/C 多态性与 2 型糖尿病发生相关，C 等位基因可能为中国人 2 型糖尿病发生的危险因素。

（2）RAGE 基因–374T/A 和 RAGE 基因–429T/C 多态性均与中国人群 2 型糖尿病动脉硬化无相关性。

（3）2 型糖尿病组 RAGE 基因–429T/C 多态性与 TNF–α 呈正相关，与血清 esRAGE、IL–6 水平无关。RAGE 基因–374T/A 多态性与血清 esRAGE 水平、炎症因子 TNF–α、IL–6 的水平无关。

（4）在 T2DM 患者中血清 esRAGE 和 HDL–C 可能是 T2DM 动脉硬化的保护因子，而年龄、吸烟、病程、BMI、LDL–C 是 T2DM 动脉硬化的危险因素。

（5）与正常对照组相比较，T2DM 中炎症因子 TNF–α、IL–6 的水平明显升高，证实 T2DM 存在慢性炎症反应。

8 AGEs 所致疾病的药物干预

8.1 AGEs 及相关药物研究进展

基于 AGEs 为靶点的药物开发根据 AGEs 的病理生理作用机制,目前有三类药物正在开发: AGEs 生成抑制剂,可抑制 AGEs 的生成; AGEs 断裂剂,可断裂已经形成的 AGEs 交联; AGEs 受体阻断剂,可阻断 RAGEs 的信号转导,从而抑制 AGEs 的病理作用。

8.1.1 AGEs 生成抑制剂(AGE-inhibitors) 可延缓或减少 AGEs 在体内的产生

(一)氨基胍(aminoguanidine, AG)

氨基胍研究开发开始于 20 世纪 80 年代,是目前研究最多的一种 AGEs 抑制剂。氨基胍是一种小分子亲核性肼类化合物,可与葡萄糖中间体如二羰基化合物相互作用,从而抑制糖基化和 AGEs 的生成。AG 可降低糖尿病大鼠的血管僵硬度,降低主动脉 AGEs 的量和胶原蛋白交联,增加颈动脉的顺应性。在心肌中,AG 可降低增龄相关的心肌组织肥大增生。AG 还可抑制肾脏前纤维化因子及 PKC 的活性,减少Ⅳ型胶原,抑制蛋白羰基化,降低尿白蛋白。将内皮细胞于氨基胍预孵育,可以恢复 eNOS 的磷酸化水平及表达,调控高糖诱导的氧化和抗氧化因子的平衡。

尽管在体外及动物实验研究中发现氨基胍有很多改善作用,但在临床试验中发现对人体有不良反应,故现已退出临床研究。

（二）吡多胺（pyridoxamine，pyridorin）

天然维生素 B_6 的一种结构形式，后 amadori 反应抑制剂，作为一种亲核试剂捕获生化副反应中产生的活性羰基。在生理环境下，吡多胺与乙二醛或羟乙醛能快速反应生成 Schiff 碱，Schiff 碱再经分子内反应环化为一个半缩醛胺加合物，两个半缩醛胺加合物最终形成含呱嗪环的五元环加合物。病人每天 2 次口服 250 mg 维生素 B_6 可降低血脂，降低尿白蛋白，预防糖尿病肾病。吡多胺也抑制牛血清白蛋白和乙二醛或羟乙醛的反应中 CML 的形成。

吡多胺的治疗可减轻老年动物的外周阻力增加，心脏的增大，并减少主动脉 AGEs 胶原蛋白的交联水平。吡多胺对人体的不良反应很小，可抑制人体 AGEs 生成，防治糖尿病并发症方面正在进行 II 期临床试验。

（三）苯磷硫胺（benfotiamine）

苯磷硫胺是脂溶性的维生素 B_1 衍生的维生素类物质，具有增强的生物利用度和生物活性的特点。苯磷硫胺可增加机体的硫胺水平，从而调节硫胺焦磷酸盐（thiamine pyrophosphate，TPP），而 TPP 可降低体内 AGEs 的产生。体内外的实验均已经证实，苯磷硫胺可防止蛋白的非酶糖基化，预防糖尿病并发症。目前，FDA 已批准作为食品添加剂使用。

（四）OPB-9195

其化学结构为 2-异丙肼-4-羰基噻唑-5-基乙酰苯胺（2-Isopropylidenehydrazono-4-oxo-thiazolidin-5-yla-cetanilide，OPB-9195）。OPB-9195 为噻唑烷衍生物，该药没有降低血糖的作用，却可明显降低糖尿病动物循环血液中 AGEs 的水平和肾脏组织中 AGEs 的沉积，并可抑制糖氧化及脂质氧化反应。可降低自发性高血压大鼠的收缩期血压，降低氧化应激水平，增加内皮细胞 eNOS 的表达，并可抑制颈动脉球囊损伤后的内皮层增厚。

（五）LR-90

LR-90 可抑制糖尿病动物血液与组织中 AGEs 的生成与聚集，RAGE 蛋白的表达及糖尿病动物肾脏的 AGEs 导致的氧化应激损伤。

（六）TM2002

TM2002 是一类通过阻断 Ang II 受体起作用的新型的 AGEs 生成抑制剂，可以通过非降压依赖的途径防治肾脏和心血管疾病。血管紧张素受体阻断剂可抑制 AGEs 的产生，但是其降低血压的作用限制了其应用，而 TM2002 却没有降低血压的作用，现有的研究，表明 TM2002 还可以改善乙二醛诱导的胰岛素抵抗。

（七）其他

研究表明抗氧化剂、替尼司坦、阿司匹林和一些降低血压的药物如血管紧张素受体拮抗剂、血管紧张素转化酶抑制剂等均具有降低 AGEs 生成的作用。研究表明，丹参中的水溶性成分之一丹酚酸 A 也具有降低 AGEs 生成的作用，其作用机制与其抗氧化作用有关。但抗氧化剂如丹酚酸 A 在降低 AGEs 生成的时候，在相对较低的剂量下比较明显，而相对高的剂量则会促进 AGEs 的生成，可能因其较高的剂量下破坏氧化还原平衡和自身氧化等所致，在应用抗氧化剂抑制 AGEs 生成中应予以重视。

8.1.2 AGEs 断裂剂（AGE-breaker）

此类药物因为可直接断裂已经生成的 AGEs，所以在临床应用上要优于

AGEs 生成抑制剂。

（一）Alagebrium（ALT-711）

Alagebrium（4，5-二甲基-3-苯乙酰基噻唑嗡氯化物）是目前研究较多的 AGEs 断裂剂，为美国 Alteon 公司开发的产品，该化合物结构较稳定、活性较高。ALT-711 可以裂解 AGEs 及其交联结构，ALT-711 与 AGEs 结合形成一个易于发生自发裂解的结构，由此可以切断胶原和其他大分子形成交联结构的桥（分属两个不同蛋白分子的双羰基键共价连接组成的），这样交联在一起的蛋白分子又会重新游离，恢复其自身功能。

ALT-711 的优点在于其相当于一个催化剂，将交联裂解后本身的结构不发生改变，因此停止给药后仍能发挥作用，一旦裂解后的蛋白再次发生交联，ALT-711 能再次裂解交联结构。Alagebrium 可逆转糖尿病和衰老引起的疾病，如血管硬化、骨关节炎、阿尔茨海默病、糖尿病肾病等。ALT-711 抗糖尿病肾病的作用机制为抑制肾脏 AGEs 的生成和 TGF-beta 表达、抑制肾脏前纤维化因子、PKC α 活性，降低尿白蛋白，阻止肾脏纤维化。ALT-711 作为唯一进入人体临床试验的 AGEs 交联阻断剂，Ⅱ期临床结果显示了较好的安全性和有效性。

（二）TRC-4186 与 TRC-4149

二者分别为新近开发的同一 AGEs 断裂剂的氯酸盐和溴酸盐形式，为 Torrent Research Centre 开发，研究表明可以保护糖尿病动物的心脏功能，降低糖尿病所导致的肾脏损伤。其作用原理为断裂已经形成的 AGEs 交联，降低糖和脂质衍生的 AGEs 堆积，并且具有较强的抗氧化作用。临床研究结果表明其具有较好的安全性。

（三）其他

　　除上所述，另外还有如 PTB、C36 等，在体内外实验中均显现出较好的 AGEs 断裂的作用。

　　张冰等应用 C36 对 DM 大鼠心血管系统保护作用进行了研究。心血管系统功能紊乱是老年人与糖尿病患者最为突出的并发症，是导致老龄人口死亡、糖尿病患者生存质量下降的最主要原因。因此发展具有针对性的治疗措施具有重要意义。裂解 AGEs 交联结构是一种新型的、基于逆转心血管硬化的治疗策略。临床前和临床研究表明，AGEs 裂解剂明确改善老年人和糖尿病患者的心血管系统功能紊乱。然而，作为一种发展中的具有完全创新性思路和全新机制的药物，AGEs 裂解剂的新作用、作用机制以及新型 AGEs 裂解药物还有待进一步研究。该研究的目的有两个，其一，对自主研发的新型 AGEs 裂解剂 C36 体内水解主要产物 C36D2 进行逆转糖尿病大鼠心血管系统硬化的作用及机制进行研究，确证 C36D2 是 C36 的体内活性形式，为 C36 体内的有效性提供实验依据。其二，探讨 AGEs 裂解剂通过改善心血管系统功能是否能够改善降压药物的敏感性以及可能的机制。

　　第一部分工作主要以 C36 为对照，用经典 AGEs 裂解剂的评价方法对 C36D2 进行了实验研究。首先通过体外制备牛血清白蛋白（BSA）–AGEs–胶原的交联结构，结合 ELISA 方法以及裂解糖尿病大鼠红细胞表面 IgG（RBC–IgG）交联实验,对 C36D2 进行了体外裂解体内、外形成的 AGEs 的评价；其后，给予 STZ 诱导 3 个月病程的糖尿病大鼠 3 个剂量（9mg/kg、18mg/kg、36 mg/kg）的 C36D2 4 周，采用超声多普勒结合血流动力学检测技术,对大鼠收缩压、舒张压、心率、左室内压峰值及左室舒张末期压进行了测定，并计算心输出量、总外周阻力、系统顺应性及左室内压最大变化速率；同时，采用荧光检测法测定了主动脉、左心室心肌以及肾脏组织上 AGEs 含量，采用酸性条件下限制性胃蛋白酶消化实验测定尾胶原、左心室心肌胶原溶解性。结果表明，C36D2 能够在体外裂解体内、外形成的 AGEs 交联结构，在体内显著提高糖尿病大鼠系统顺应性，降低总外周阻力，增加心输出量；显著增加糖尿病大鼠左心室内压峰值和左室内压最大变化速率，降低左室舒张末期压，改善左室功能；并增加糖尿病大鼠尾胶原、左心室心肌胶原溶解性；显著减少糖尿病大鼠主动脉、左心室心肌以及肾脏的 AGEs 荧光含量。其药效强度均与阳性药 ALT-711 和 C36 相当，且作用机制与 ALT-711 和 C36 相同。因此，C36D2 能够改善糖尿病大鼠心血管功能紊乱，其机制与裂解体内过度形成的 AGEs 交联结构相关；C36D2 是新型 AGEs 裂解剂 C36 在体内的主要活性形式，也是一个新型的 AGEs 裂解剂。

第二部分工作首先采用慢性给予 STZ 诱导糖尿病大鼠 1%NaCl 饮水的方法，复制和建立了一种新型的糖尿病-高血压大鼠模型；在此模型建立的基础上，预灌胃给予 AGEs 裂解剂 4 周，采用乌氯合剂麻醉大鼠，颈总动脉插管监测血压，股静脉插管，从低至高浓度梯度给予硝苯地平，观察 AGEs 裂解剂对作用在血管平滑肌上的降压药的降压作用的影响。同时，对循环血液及肾组织中与高血压相关的一些生物活性因子的含量及基因表达进行了测定，并采用免疫组织化学的方法对肾脏中 ET-1 的表达进行了分析；此外，采用离体动脉环试验对 AGEs 裂解剂对血管及内皮细胞功能的影响进行评价。实验结果表明，给予 AGEs 裂解剂治疗的糖尿病-高血压大鼠对硝苯地平的降压反应明显强于对照组的糖尿病-高血压大鼠（ALT-711 最大升高降压幅度达 108%，C36D2 达 83.74%），并且其血浆 NO 含量明显升高（8.45 ± 1.85，7.72 ± 1.61 vs. 3.53 ± 1.32μmol/L）；主动脉前内皮素原基因的表达和肾脏血管紧张素原基因的表达显著降低，肾脏 ET-1 蛋白表达显著降低，但血浆中的 Ang II、ET-1 未表现出明显变化。此外，给予 AGEs 裂解剂的糖尿病大鼠胸主动脉环对 ACh 诱导的内皮依赖性血管舒张反应明显增强。表明，STZ 致糖尿病大鼠慢性饮用 1%NaCl 可成功诱导出与 AGEs 相关的糖尿病基础上的高血压大鼠。该模型大鼠血压稳定升高，并伴有缩血管活性物质的 ET-1 以及肾脏 Ang II 分泌的增加；AGEs 裂解剂在糖尿病高血压大鼠模型上，对硝苯地平的降压作用具有增敏效应，其机制主要与改善糖尿病诱导的血管内皮细胞功能紊乱相关。此外，AGEs 裂解剂对肾脏局部 RAS 的影响可能也参与了此作用。综上所述，其自主研发的 AGEs 裂解剂 C36 及其水解产物 C36D2 作为治疗糖尿病和老年心血管系统并发症的候选药物具有进一步发展的价值；AGEs 裂解剂在治疗糖尿病与老年心血管并发症的联合用药上具有广阔的应用前景。

8.1.3 以 AGEs 受体为靶点的药物

此类药物主要包括 AGEs 可溶性受体类似物、受体阻断剂和受体后信号转导阻断剂等。PF 04494700（TTP-488）是可口服的小分子，可抑制 RAGE 与 AGEs 的结合，开发的目的为治疗阿尔茨海默病。在实验动物模型中，可缩小斑块，提高动物学习能力。目前 TTP-488 正在进行 II 期临床评价，为美国 Trans Tech Pharma 公司开发。

TTP4000 利用其类似可溶性 AGEs 受体的特性，可阻断 AGEs 的生物活性，降低 AGEs 的沉积，增加 AGE 的清除。RAGE 的可溶性受体可结合 AGEs，但是因为缺乏细胞内结构域，不能转导 AGEs 信号。TTP4000 可以作用于多种结构不同、功能各异的配体如 Aβ、AGEs、S100 等。TTP4000 具有 sRAGE 的特性，但在药代动力学上更为理想，半衰期大于 1 周。动物实验表明，TTP4000 给药可以降低脑中 Aβ 和淀粉样蛋白的水平，明显提高动物的认知能力，显示出 TTP4000 将有良好的应用前景。

目前在开发的药物还包括 Astra Zeneca 公司的抗-RAGE 单克隆抗体，Bio Chemics 公司的 BC-DN-01，Dynamis Thera-peutics 公司的 RAGE 抑制剂。

另外血管紧张素转化酶抑制剂也可调控血浆中可溶性 AGEs 受体的产生和分泌。

AGEs 可以在结构和功能上影响心血管系统，尤其是糖尿病患者，另外 AGEs 在衰老，高血压、阿尔茨海默病等的发病中也起了重要作用。现代研究提示 AGEs 导致的病理生理学改变是可逆的，新的 AGEs 交联断裂剂将来在临床应用中可能发挥重要作用。但现有的研究表明，一些在动物学实验中显示出较好作用的药物，在人体中却没有等同的作用。例如 Alagebrium 在短寿命的哺乳动物中的作用较好，这种在大小鼠中的治疗作用优于人类，可能是长短寿命哺乳动物 AGEs 的成分不同所致，需要在机制上进行更加深入的研究，以利于新型治疗药物的开发。

8.2 中药对 AGEs 的干预

目前干预 AGEs 的药物主要通过以下途径影响 AGEs 的合成、代谢和受体后效应。

（一）降低体内 AGEs 水平

人体内 AGEs 主要源于自身的合成，少量从食物中摄取。因此，抑制新的 AGEs 形成和提高 AGEs 的清除率从而减少内源性 AGEs 是降低体内 AGEs 水平的有效途径。作用主要机制有：①抑制早期糖基化产物的产生；②与早期糖基化产物反应阻止其进一步重排形成终末产物。另外，一些药物还能抑制酮胺转化为 AGEs，减少糖尿病大鼠肾小球组织中 AGEs 的生成。

（二）减少 AGEs 交联

葡萄糖参与形成的 AGEs 交联结构中，大多包含 α-二酮基团。基于这种理论设计出的"交联破坏物"（AGE-crosslink breaker）能特异性攻击 2 个羰基间的碳碳单键，从而打破大分子交联，消除沉积于组织上的 AGEs。

（三）阻断与 AGEs 受体结合

实验证明，重组 sRAGE 可抑制 AGEs 与细胞表面 RAGE 的结合。单克隆抗体则可中和 AGEs，能有效阻断 AGEs 与受体的结合。

（四）抗氧化

抗氧化性物质不但能清除 NEG 产生的自由基，减少脂质过氧化，还能阻止酮亚胺氧化变成二羰基产物，从而减少 AGEs 形成 AGEs 受体后效应。

8.2.1 黄酮类

（一）葛根素

葛根素具有抗氧化、扩张冠状动脉和脑血管、调节脂质代谢、抗血小板聚集等作用。研究表明，葛根素对 NEG 有明显的抑制作用。用葛根素与牛血清白蛋白共孵后形成的 AGEs 对周细胞的损伤较轻，而且在细胞培养中加入葛根素，能对周细胞起保护作用。葛根素抑制蛋白质发生 NEG 的机制可能是其选择性阻断 AGEs 前体物质的生成，或阻断葡萄糖衍生物进一步与蛋白质交联。有研究指出，人体内持久的高血糖状态可导致许多功能蛋白和核酸蛋白发生 NEG。葛根素能明显降低糖尿病小鼠的血糖，同时对醛糖还原酶也有抑制作用，推测改善体内高血糖状态可能是葛根素抑制 AGEs 作用的一个途径。

（二）槲皮素

槲皮素在体内具有抑制动脉胶原 AGEs 生成及减少胶原含量的作用，与 AG 的效应相似。但槲皮素并不影响血糖，说明其降低主动脉胶原 AGEs 的作用并不依赖于葡萄糖，很可能是通过抑制非葡萄糖（如果糖）介导的 NEG，或是抑制早期糖基化产物形成后的某个环节。PKC 活性增加，可提高纤维生长因子的表达，进而引起 AGEs 积累增多。King 等研究发现槲皮素可抑制 PKC 和酪氨酸激酶（TPK）的活性，抑制 TGF-β 的升高，减少 AGEs 的生成。

（三）大豆异黄酮

大豆异黄酮是大豆的次级代谢产物，主要由 9 种异黄酮糖苷和 3 种相应的配糖体组成。大豆异黄酮对高血糖模型小鼠具有降低血糖的作用，且呈剂量依赖性，而对正常小鼠无影响。朱翠凤等采用大豆异黄酮与维生素 C、维生素 E 结合治疗 2 型糖尿病，结果发现可降低总胆固醇、LDL、载脂蛋白 B 的含量，升高 HDL 和载脂蛋白 A 的含量，且较单纯应用维生素 C 和维生素 E 效果明显。同时发现大豆苷元和染料木素还可调节去势大鼠的胆固醇代谢，且染料木素在体外有防止 LDL 氧化的作用.由此推测大豆异黄酮可能是通过对血糖、血脂及氧化系统的调节，抑制 AGEs 的生成。

（四）其他黄酮类物质

体外实验证实水飞蓟素具有抑制蛋白质 NEG 和氧化的作用。水飞蓟素对主动脉组织 AGEs 和脂质过氧化物加合物荧光产物均有明显抑制作用,但对早期糖基化产物果糖胺的生成无影响，说明水飞蓟素可能作用于 NEG 的后期。另外，柚皮素、甘草素也被证实具有较好的抑制 AGEs 生成的作用。银杏黄酮具有较强的抑制蛋白质 NEG 的作用，除广泛应用于心血管疾病治疗外，在防治糖尿病及血管并发症方面亦有良好的前景。有学者认为抑制氧化反应即可抑制 NEG，因而推测黄酮类化合物能够抑制 NEG 是由于其具有抗氧化和清除自由基的作用，此机制有待进一步证实。

8.2.2 生物碱类

（一）川芎嗪

为四甲基吡嗪,在体外不但可阻碍炎性介质诱发的 PKC 活化，即对 PKC 通路有一定阻断作用，还可降低 Ca^{2+} 和自由基的数量，间接抑制 NEG。另外, 川芎嗪还具有调节血脂及载脂蛋白、增强 NOS 活性和增加 NO 水平的作用, 从而缓解 AGEs 对组织造成的损伤。

(二)山莨菪碱

山莨菪碱能有效地拮抗早期糖基化白蛋白产物培养下周细胞增生并抑制 DNA 的合成, 但对 AGEs 培养下周细胞的上述改变无明显保护作用, 提示山莨菪碱可能作用于 NEG 的初级阶段, 阻止 AGEs 生成, 可能还对 AGEs 受体表达有一定影响。

8.2.3 其他

大黄醇提物中含有大量的蒽醌类物质大黄素。大黄醇提物可降低链脲佐菌素(STZ)诱导的糖尿病大鼠血糖、果糖胺和糖化珠蛋白水平, 且能明显减少大鼠肾皮质 5-羟甲基糠醛(5-HMF)释放量, 降低肾小球系膜区硝基四氮唑蓝(NBT)染色强度, 表明大黄对糖尿病肾脏组织 AGEs 的形成有抑制作用。此外, 丹皮酚、阿魏酸经体外实验证实都有抑制 NEG 的作用。

体内的 AGEs 通过适当的细胞因子介导可促使其沉积处的衰老组织清除和新组织重建。然而在糖尿病患者体内, 由于 AGEs 的过度沉积, 打破了 AGEs 沉积与清除间的平衡, 进而产生一系列病理变化。目前作用于 AGEs 的药物主要为 AG, 而 AG 可降低胰岛的血供, 高浓度时抑制 B 细胞分泌胰岛素, 从而限制其临床应用。近年来研究表明, 从中药提取的多种有效成分尤其是黄酮类物质, 明显抑制 AGEs 的形成及受体后作用。黄酮类物质是否还作用于 AGEs 与受体相互识别、结合过程, 少有文献报道。中药治疗 AGEs 所致疾病的具体作用部位和机制还有待进一步研究。

8.3 中药拮抗 AGEs 及其受体研究现状

8.3.1 葛根素对糖尿病大鼠心血管组织、肾皮质糖基化终产物受体 mRNA 表达的影响

糖尿病心血管并发症是糖尿病常见的并发症之一，也是 2 型糖尿病患者致死的主要原因之一。近年来国内外大量研究表明 AGEs 在糖尿病心血管发生发展中起到了很大的作用，糖尿病时大量 AGEs 沉积于血管壁或组织内，与 RAGE 结合后产生一系列细胞因子，促发炎症反应和氧化应激，从而在血管内皮细胞增殖、动脉粥样硬化、糖尿病心肌病变中起重要作用。葛根素是豆科植物野葛的干燥根中提取的单体–异黄酮化合物的主要成分，不仅具有扩张冠状动脉血管、抑制血小板聚集，提高心肌细胞耐缺血、缺氧的能力，还有清除氧自由基、抗氧化，降低儿茶酚胺水平、β 受体阻滞的作用，，被临床广泛应用于心脑血管疾病的治疗。葛根素具有降低血糖、血脂，改善胰岛素抵抗等作用。体外实验亦发现葛根素对非酶糖基化反应有明显的抑制作用。

叶宇虹采用单次腹腔注射 STZ 诱发的大鼠糖尿病模型，用半定量 RT-PCR 方法观察其心血管组织 RAGE mRNA 的表达，旨在探讨葛根素对心血管组织 RAGE mRNA 表达的影响，以表明其对糖尿病心血管并发症有防治作用，为糖尿病心血管并发症的防治提供理论和实验依据。

目的：探讨葛根素对 STZ 诱导的糖尿病大鼠心血管组织 RAGEmRNA 逆转录水平的影响。

方法：雄性 SD 大鼠 30 只，随机分为三组：正常对照组（C 组），糖尿病组（D 组），糖尿病葛根素治疗组（DP 组），用一次性 STZ 腹腔注射（65mg/kg）建立糖尿病模型后，DP 组给予葛根素腹腔注射（100mg/kg·d），C 组、D 组每天给予同等剂量的生理盐水腹腔注射。每隔 2 周称体重、测量血糖一次。8 周后麻醉取下腔静脉血测定血清心肌酶（CK-MB），并取心脏（连带部分主动脉）行半定量 RT-PCR 检测 RAGE mRNA 表达水平的变

化。

结果：成模 2 周、4 周、6 周、8 周时，三组大鼠的体重、血糖有显著性差异（P < 0.01），组间比较糖尿病二组同正常对照组的体重、血糖均有显著差异（P < 0.01），DP 组与 D 组间的血糖有显著差异（P < 0.05），体重无显著性差异（P > 0.05）；DP 组、D 组和 C 组的 RAGE 电泳条带光密度 OD 值/β-actin 电泳条带光密度 OD 值分别为 0.386 ± 0.081、0.663 ± 0.058、0.162 ± 0.011，各组间 RAGE 表达有显著差异（P < 0.01）。糖尿病二组大鼠血清 CK-MB 较正常组大鼠均明显升高，有显著性差异（P < 0.01），DP 组 CK-MB 升高程度不如 D 组明显，两组有显著性差异（P < 0.05）。

结论：

（1）STZ 糖尿病大鼠心血管 RAGE mRNA 表达明显高于正常对照组。

（2）葛根素能下调糖尿病大鼠心血管组织 RAGE 在 mRNA 水平的表达，降低糖尿病大鼠 CK-MB 水平，减轻对心肌细胞的损害，对心血管具有保护作用。

（3）葛根素能降低 STZ 糖尿病大鼠的血糖。

AGEs 通过沉积在肾脏皮质、系膜区、肾小球基底膜和病变血管，可引起肾小球肥大和硬化。AGEs 还可通过与 RAGE 相结合而引起更为广泛的病理作用。已观察到葛根素对糖尿病肾病早期有治疗作用，可明显降低微量尿白蛋白的排泄率，动物实验亦发现葛根素对非酶糖基化反应有明显的抑制作用。

陈笑蟾采用单次腹腔注射 STZ 诱发的糖尿病大鼠模型，用半定量 RT-PCR 方法观察葛根素对糖尿病大鼠肾皮质内 AGEs 受体 RAGEmRNA 转录水平的影响，以探讨中药抑制 AGEs 这一途径防治 DN 的可能作用及其机制。

目的：探讨葛根素对 STZ 诱导的糖尿病大鼠肾皮质 RAGEmRNA 转录水平的影响，及对早期糖尿病肾病的治疗作用。

方法：雄性 SD 大鼠 30 只，随机分为三组：正常对照组（C 组），糖尿病安慰剂组（D 组），糖尿病葛根素治疗组（DP 组），用一次性 STZ（65mg/kg）腹腔注射建立糖尿病模型后，DP 组每日给予葛根素注射液（100mg/kg·d）

腹腔注射，D组和C组每日给予同等剂量的生理盐水腹腔注射。每隔2周称体重测血糖一次。8周后取肾皮质行半定量RT-PCR检测RAGE mRNA的表达水平。

结果：成模8周时，三组大鼠的体重、血糖有显著性差异（P<0.01），组间比较糖尿病二组同正常对照组的体重、血糖均有显著差异（P<0.01），DP组与D组的血糖有显著性差异（P<0.05），体重无显著性差异（P>0.05）；DP组、D组和C组的RAGE OD值/β-actin OD值分别为0.327±0.089、0.531±0.072、0.107±0.043，各组间RAGE表达有显著性差异（P<0.01）。

结论：

（1）糖尿病大鼠肾皮质RAGE mRNA表达明显高于正常对照组。

（2）葛根素能适当降低血糖，下调糖尿病大鼠肾皮质RAGE mRNA的表达水平，减轻高血糖对肾脏的损害，对糖尿病肾病具有一定治疗作用。

8.3.2 芍药苷在AGEs诱导内皮细胞损伤中的作用及其机制

陈玉防研究证明，芍药苷（PF）在AGEs诱导人脐静脉内皮细胞（HUVECs）损伤中有保护作用，并进一步探讨其潜在的作用机制。

方法：

（1）以人脐静脉内皮细胞（HUVECs）为研究对象，通过AGE-BSA作用建立细胞损伤模型。采用MTT法检测AGEs作用6 h后细胞活力的改变，及用25μM芍药苷预处理0.5 h后对细胞活力的影响；用Western blot法测定LC3、P62、RAGE、Atg5蛋白的表达水平的变化。

（2）利用siRNA进行对Atg5基因及RAGE基因行基因沉默或基因敲减，观察基因敲减后细胞活力及LC3、P62、RAGE、Atg5蛋白表达水平的改变。

结果：

（1）MTT法检测结果显示，与对照组相比，AGE-BSA作用于HUVECs

6h 后细胞活力明显下降（P<0.001），芍药苷预处理组细胞活力的改变与芍药苷浓度呈剂量依赖关系。同样，Western blot 结果显示，与对照组相比，AGE-BSA 组 LC3-II 及 RAGE 蛋白表达显著增加；P62 蛋白稍有表达增加，但无明显统计学意义；与 AGE-BSA 组相比，25μM PF 预处理组 LC3-II、RAGE 进一步升高（P<0.05），P62 表达降低（P<0.05））。

（2）利用 siRNA 对 Atg5 基因及 RAGE 基因进行基因沉默或敲减后，结果显示，与 AGE-BSA 和 PF+AGE-BSA 组相比，siRNA 敲减后细胞活力明显下降，LC3-II 的表达较前明显减少。

结论芍药苷通过上调自噬作用，保护 AGEs 对脐静脉内皮细胞的损伤，并且其能够促进自噬流的完成。RAGE 在这一自噬保护作用中发挥了重要作用。

8.3.3 人参皂苷 Rb1 保护糖尿病大鼠心肌损伤的尿液代谢组学研究

糖尿病心肌病（DCM）是指糖尿病晚期发生的特异性心肌损伤。DCM 发生发展机制尚未完全明了，糖和脂肪代谢紊乱是直接原因，还有多种因素参与，包括 AGEs 增多、RAAS 系统激活、线粒体代谢障碍、氧化应激的增加等。人参皂苷作为人参主要生物活性成分，目前已发现 30 多种单体，其中 Rb1 单体被认为具有多种药理作用，包括抗肿瘤、抗凋亡及改善微循环等。近年来研究表明其在改善糖尿病患者血管病变及调控血糖方面效果明显，但其对糖尿病心肌损伤是否有保护作用及其相关机制目前尚未明确。

近年来，代谢组学技术越来越多地应用于基础和临床研究，用以阐述疾病的发生发展机制，寻找新的诊断指标及治疗靶点，为临床系统治疗及预后提供帮助。动脉粥样硬化和慢性心功能衰竭作为心血管常见病，发生率及死亡率逐年上升，但其发生发展机制尚未明了，预后仍不乐观。

庞博等进行了以下研究：

（1）从代谢组学角度探讨糖尿病心肌病的发生发展机制。

（2）人参皂苷 Rb1 能否改善糖尿病心脏损伤及从代谢组学角度讨论其机制。

（3）探讨代谢组学技术在临床上的应用，以动脉粥样硬化和慢性心功能衰竭为例，利用液相色谱–质谱联用技术（LC–MS）对患者尿液进行代谢组学研究，找出新的代谢标志物，为进一步探讨其发病机制和评价预后提供帮助。

方法：建立 DCM 大鼠模型,观察给药前后大鼠的一般状态（体重、毛色、精神状态）及血液相关生化指标。利用 HE 染色观察心脏一般形态改变，电镜观察心肌超微结构改变，Masson 染色观察心肌纤维化程度，免疫组化观察胶原蛋白改变程度。应用 LC–MS 代谢组学方法寻找糖尿病心肌病特异性的代谢标记物，以及人参皂苷 Rb1 的治疗靶点。利用 LC–MS 对动脉粥样硬化和慢性心功能衰竭的患者尿液进行代谢组学研究，找出新的代谢标志物。

结果：

（1）人参皂苷 Rb1 两个治疗组均降低糖尿病大鼠血清中血糖、血脂、心肌酶水平，且存在剂量依赖性,高剂量组改善最明显。

（2）人参皂苷 Rb1 两个治疗组均可减少糖尿病心肌组织中胶原过度沉积、减低胶原蛋白（Ⅰ、Ⅲ型）含量，改善纤维化,改善心肌超微结构的损伤。

（3）应用尿液代谢组学方法找出糖尿病心肌病的 11 种生物标记物，可能与糖尿病心肌病的发生发展有关。

（4）应用尿液代谢组学方法找出人参皂苷 Rb1 改善糖尿病心肌损伤治疗靶点的 6 个相关生物标记物。

（5）应用 LC–MS 联用代谢组学方法研究慢性心功能衰竭患者尿液，找出两个生物标记物。

（6）应用 LC–MS 联用代谢组学方法研究动脉粥样硬化患者尿液，找出两个生物标记物。

结论：

（1）人参皂苷 Rb1 可改善糖尿病心肌病大鼠代谢紊乱及心肌细胞超微结构损害，减轻心肌纤维化。

（2）基于 RRLC-QTOF/MS 代谢组学方法研究表明，人参皂苷 Rb1，在糖代谢、脂代谢、嘧啶代谢、氨基酸代谢及肠道微生物代谢中发挥作用，改善糖尿病心肌损伤。

（3）RRLC-QTOF/MS 研究提示嘧啶代谢、色氨酸代谢可能在心力衰竭发生发展中有重要作用。

（4）RRLC-QTOF/MS 研究提示嘌呤代谢、氨基酸代谢及氧化应激可能在动脉粥样硬化发生发展中有重要作用。

创新点：

（1）本研究应用人参皂苷 Rb1 干预 STZ 诱导糖尿病大鼠，发现人参皂苷 Rb1 对糖尿病大鼠心肌有保护作用，并一定程度上减轻心室重构。

（2）本研究通过代谢组学角度找到糖尿病心肌病发病过程中的生物标志物，为进一步阐明其发病机制奠定基础。

（3）本研究通过代谢组学方法找到人参皂苷 Rb1 改善糖尿病心肌损伤的治疗靶点，为研究药物作用机制提供新的思路。

（4）本研究通过 RRLC-QTOF/MS 探讨慢性心力衰竭和动脉粥样硬化的发生发展机制，表明代谢组学的临床应用价值。

8.3.4 绞股蓝皂苷对 AGEs 诱导下人肾小球系膜细胞 RAGE 表达及氧化应激水平的影响

为观察绞股蓝皂苷（gypenosides，GP）对 AGEs 诱导下人肾小球系膜细胞（human mesangial cells，HMCs）中 RAGE 表达及氧化应激水平的影响。王艳进行了以下研究。

方法：体外培养的人肾小球系膜细胞用含 13%胎牛血清的低糖 DMEM 液，将细胞分为 6 组：对照组（DMEM 培养液），AGEs 组（200 mg/l），GP 低、中、高剂量组（25mg/l、75mg/l、150mg/l）和阳性对照组（氨基胍 0.1mmol/L）。培养 72h 后，采用半定量 PCR 法检测各组中 RAGE mRNA 的表达水平，采用蛋白免疫印迹法检测 RAGE 蛋白表达水平。应用试剂盒检测各组细胞上清液中超氧化物歧化酶（SOD）、丙二醛（MDA）及细胞内微量还原型谷胱甘肽（GSH）含量。

结果： AGEs 显著促进 HMCs 中 RAGE 及 mRNA 表达（P<0.01），增强细胞氧化应激水平。GP 能有效抑制 RAGE 及其 mRNA 表达，增加上清液中 SOD 和细胞内 GSH 水平，同时降低细胞上清液中 MDA 水平，且呈浓度依赖效应，与对照组相比较，差异显著（P<0.01）。

结论： GP 下调 AGEs 刺激后系膜细胞 RAGE 的异常高表达，同时改善细胞内氧化应激水平，其可能的机制是 GP 阻断了由 RAGE 介导的 AGEs–RAGE–氧化应激信号通路，表现为细胞上清液中 MDA 水平减低和 SOD 水平增加及细胞内 GSH 水平增加。

8.3.5 白藜芦醇对血管内皮细胞糖基化损伤的保护作用

大血管病变是糖尿病最常见的慢性并发症，发生的主要原因是内皮细胞功能异常。有研究表明持续高血糖会引起体内多种蛋白质非酶糖基化并由此形成 AGEs，在糖尿病及其慢性并发症的发生与发展中发挥重要作用，AGEs 可损伤血管内皮细胞，使其功能发生紊乱，进而导致病理生理学改变。因此开发抗血管内皮细胞糖基化损伤的有效药物，对于防治糖尿病血管并发症具有十分重要的意义。白藜芦醇（Resveratrol，Res）俗称芪三酚，属非黄酮类的多酚化合物，是在应激状态下，如微生物感染、紫外线照射等，植物体内产生的一种天然抗毒素。1940 年首次由日本学者从毛叶黎芦的根部分离得到。此后人们对 Res 进行了深入的研究，发现 Res 广泛存在于虎杖、葡萄、花生、藜芦等植物中。研究表明，Res 具有抗肿瘤、保护心血管、抗氧化、抗炎、抗菌抗病毒、免疫调节等作用。王爱华研究了 Res 对 AGEs 作用诱导的人脐静脉内皮细胞（HUVEC）损伤的保护作用及其相应机制。

方法： 采用外源性制备的 AGE–BSA 孵育人脐静脉 HUVEC 诱导其损伤，

建立内皮细胞糖基化损伤模型。分别对损伤细胞给予不同浓度的 Res（2.5μmol/L、5μmol/L、10μmol/L）干预，测定细胞存活率、胞浆细胞色素 C 浓度、caspase-3 活性以及乳凝集素（lactadherin）mRNA 的表达。

结果：高糖刺激 HUVEC 细胞会诱导其损伤，经不同浓度 Res 预孵育后，Res 能够显著改善 AGEs 刺激的 HUVEC 的细胞存活率（P<0.05）；抑制 AGEs 刺激的 HUVEC 的胞浆细胞色素 C 和细胞 caspase-3 活性（P<0.05）；显著降低 AGEs 刺激的 HUVEC 的 lactadherin mRNA 的表达（P<0.05）。

讨论：Res 具有抗内皮细胞糖基化损伤的作用，其机制可能与调节 lactadherin 的表达有关。此实验为 Res 用于临床防治糖尿病血管并发症提供了新的实验依据。

8.3.6 羟基红花黄色素 A 抗糖基化作用及在 MGO 诱导的 HBMEC 损伤中的作用

倪珍珍等进行了以下研究：通过牛血清白蛋白（bovine serum albumin，BSA）-葡萄糖法、BSA-甲基乙二醛（methylglyoxal，MGO）法、G.K.肽-核糖法以及用 MGO 损伤的人脑微血管内皮细胞（human brain microvascular endothelial cell，HBMEC）模型来研究羟基红花黄色素 A（hydroxysafflor yellow A，HSYA）在体外是否具有抑制蛋白质糖基化的作用。

方法：

（1）BSA-葡萄糖法：BSA 和葡萄糖的混合物，37℃避光孵育 7d 后，330nm、410nm 处测荧光。实验组 HSYA 的浓度为 0.01-1mmol/L，阳性对照为 50mmol/L 的 AG。

（2）BSA-MGO 法：BSA 和 MGO 的混合物，37℃避光孵育 24h 后，330nm、410nm 处测荧光。实验组 HSYA 的浓度为 0.01～1mmol/L，阳性对照为 50mmol/L 的 AG。同时用十二烷基硫酸钠聚丙烯酰胺凝胶电泳（sodium dodecyl sulfate polyacrylamide gel electrophoresis，SDS-PAGE）对孵育后的样品进行分析。

（3）G.K.肽-核糖法：G.K.肽和核糖的混合物，37℃避光孵育24h后，340nm、420nm处测荧光。实验组HSYA的浓度为0.01~1mmol/L、阳性对照为50mmol/L的AG。细胞水平：在培养好的HBMEC中加入10μmol/L~10mmol/L的MGO孵育24h后，MTT法测定细胞活力。后续研究选用细胞活力50%左右的2mmol/L的MGO损伤细胞。实验组细胞用MGO处理前，先加入不同浓度的HSYA孵育20min，再加入MGO孵育24h后，用MTT法和乳酸脱氢酶（lactate dehydrogenase，LDH）检测试剂盒测定细胞存活情况；通过流式细胞术和caspase-3蛋白的表达检测细胞的凋亡情况；Western blot法检测细胞中AGEs含量的变化。1mmol/L的AG作为阳性对照。

结果：不论是BSA-葡萄糖法，还是BSA-MGO法和G.K.肽-核糖法，HSYA都能抑制AGEs的形成，且呈浓度依赖性。三种方法中，1mmol/L HSYA的抑制率分别为86.61%、55.25%、53.68%。SDS-PAGE结果显示，BSA和MGO反应后，BSA正常位置的条带变淡，而高分子量区域的条带变浓，加入HSYA或AG后低分子量区域蛋白的减少和高分子量区域蛋白的增加都有所减缓。在用2mmol/L的MGO损伤的细胞模型中，100μmol/L的HSYA能使细胞活力从52.05%上升至68.99%（MTT法）；细胞死亡率从60.12%下降至38.93%（LDH检测试剂盒）。HSYA能抑制细胞凋亡，AnnexinV/PI染色后，流式细胞仪检测到细胞凋亡率从48.50%下降至35.23%，caspase-3蛋白的表达量从增加3.27倍下降至2.64倍。HSYA能抑制细胞中AGEs的形成，细胞中AGEs的含量从增加1.906倍下降至1.557倍。

结论：HSYA能抑制不同阶段的蛋白质糖基化；同时，HSYA还能抑制MGO引起的细胞损伤，这可能与其抗糖基化作用有关。

9 中药治疗糖尿病肾病的作用机制

现代医学认为糖尿病肾病是在代谢紊乱、蛋白质的非酶糖基化、高血压、血管活性物质的变化等多种因素参与下发生的，中药治疗糖尿病肾病有明确疗效，其可能作用机制如下。

9.1 清除氧自由基，保护肾脏

糖尿病肾病的肾小球硬化与血流动力学的改变密切相关。高糖使糖尿病患者体内处于高凝状态，血黏滞度增高、微血栓的形成、微血管的堵塞和微循环障碍的形成，最后导致肾小球硬化。有研究表明高糖造成的微血管病变，是因自由基的形成与清除的失调，清除自由基超氧化物歧化酶（SOD）、谷胱甘肽过氧化物酶（GSH-P）、过氧化氢酶（CAT）、过氧化物酶（POD）等活性下降，使自由基在体内蓄积，脂质过氧化物直接损伤基底膜，导致肾脏功能障碍。廖璞等研究银杏提取物黄酮苷能显著降低肾脏SOD、GSH 活性，自由基代谢明显紊乱，脂质过氧化水平显著提高；程晖等用大鼠实验研究黄芪可以显著增加 NOS 的活性，增加组织的抗氧化酶活性，使氧化产物（ROS）产生减少，减轻 GMB 增厚及系膜区基质增生，延缓肾小球硬化。

9.2 抑制醛糖还原酶（AR）活性

改善早期病变多元醇通路的激活，主要由 AR 和山梨醇脱氢酶（SDH）构成。有实验用人脐静脉内皮细胞为受试对象，研究葡萄糖作用于人血管内皮后引起的内皮细胞功能的改变，结果表明高糖可以激活并加强人体静脉血管内皮细胞的多元醇通路，使细胞的山梨醇的浓度增加。DN 病人的高血糖可以使内皮细胞 ARmRNA 表达并且激活 AR，AR 以还原型辅酶 NADPH 为辅酶将葡萄糖还原成山梨醇，继而山梨醇在 SDH 以氧化型辅酶 NAD+ 为辅酶氧化成果糖，最终致大量果糖和山梨醇在细胞内堆积，可以出现细胞肿胀、破裂，干扰肌醇的代谢等，这些能使肾小球上皮细胞膜、肾小管细胞及系膜细胞受损，导致肾脏结构和功能的改变。刘长山观察黄芩可以明显抑制 AR 的活性，降低 UARE、血 β 1- MG，蛋白尿降低，有助于早期糖尿病肾病的治疗；赵惠仁等对知母等 40 味中药进行猪结晶状体 AR 的测定，发现知母对 AR 的抑制作用，并推测可能和芒果素和异芒果素有关。

9.3 降低 AGEs 及其 mRNA 的表达，减少蛋白尿

非酶糖基化和 AGEs 是高糖致使葡萄糖分子与循环蛋白在非酶促条件下，通过 Schiff 碱基反应生成的，AGEs 会蓄积在全身各个组织，直接或间接透过细胞表面受体导致全身病变，本身作为第二信使，使细胞释放大量细胞因子，造成 GBM 白蛋白堆积，致使肾小球硬化。徐向进对 STZ 诱发的 DN 大鼠分别给以槲皮素和水飞蓟素治疗，发现槲皮素对早期果糖胺的氧化作用，但对肾脏组织上 AGEs、糖化产物及脂质过氧化产物均有明显的抑制作用，尿蛋白明显减少，肾小球基底膜和基质增生都有所改善；王晓光等用链脲左菌素（STZ）大鼠做补脾肾活血中药和氨基胍对比实验，观察补脾肾活血中药对糖尿病大鼠肾皮质 AGEs 含量及其受体 mRNA 表达的影响，结果显示糖尿病组大鼠肾皮质 AGEs 含量明显增加，mRNA 表达过度，说明补脾肾活血中药能通过减少 AGEs 在肾脏皮质的蓄积，下调其受体 mRNA，从而达到保护肾脏的效果。

9.4 下调 DN 细胞网络因子表达，改善间质纤维化

目前发现与糖尿病肾病有关的细胞因子分为四类：参与肾小球血流动力学改变的细胞因子如 IGF-1 和 PDGF；参与细胞肥大的如 TGF-B 和成纤维细胞生长因子（FGF）；影响胰岛素信号传递的如 TNF-α 和 IGF-1；参与细胞凋亡的如 TGF-β1。它们相互影响，其中 TGF-β1 为核心，TGF-β1 可以促使肾脏细胞肥大，膜外基质产生，加速肾脏的纤维化。林琼真等用 SD 大鼠，做丹参注射液对大鼠肾脏间质纤维化保护实验。实验结果显示丹参组显著改善病理变化，下调 TGF-β1mRNA 及蛋白的表达，减轻相对间质容积的增加并减少 I 型胶原的沉积，延缓间质纤维化的发生，这表明丹参对肾间质纤维化有保护作用；刘晓惠等研究冬虫夏草治疗 DN 患者，其24h 尿蛋白及血清内 TGF-β1、IV 型胶原水平较治疗前有明显下降，证实了冬虫夏草在临床上可降低糖尿病患者血清 TGF-β1、IV 型胶原水平及 24h 尿蛋白量，推测可能由于 CS 通过下调肾组织 TGF-β1、CTGF 表达，改善肾脏细胞外基质蛋白代谢异常，抑制胶原分泌，发挥抗纤维化的作用，从而有效保护肾脏。

9.5 阻断肾素-血管紧张素-醛固酮系统（RASS）改善肾脏血流

AngII 是 RASS 系统的主要活性物质，是最强的缩血管活性物质之一，可以导致局部血管收缩并加强缩血管物质的反应，并与内皮细胞增生和多种因子的作用密切相关。据研究表明 AngII 可以直接激活 PDGF 和高糖协同刺激 TGF-β。肾素与 TGF-β 共同定位于肾小球近球旁器（JGA），高糖与 AngII 诱导 TGF-β 表达，反过来 TGF-β 又可以促进 GA 肾素分泌，产生更多的 AngII，形成 AngII-TGF-β 之间的恶性循环，主要的生物学作用是促进肾脏细胞增生肥大和影响 GBM 代谢，直接参与 DN 病变。郭登洲等对

链脲佐菌素诱发的 DN 大鼠，分正常组、模型组、洛丁新组及活血化瘀通络中药组四组，测定肾脏组织的 ACE2 蛋白的表达，在糖尿病大鼠中 ACE2 是减少的，结果为中药组可降低 Upro、BUN、Scr、TC、TG 的水平，减轻肾小球基底膜增厚程度，升高 ACE2 表达。

结论：活血消通络中药可能部分是通过调节肾脏 ACE2 表达从而减轻细胞外基质沉积，保护肾功能。

9.6 抑制蛋白激酶 C（PKC）的激活

PKC 为多种生物活性物质和细胞因子的共同转导途径，它的激活是糖尿病时血管损伤的共同通路，在糖尿病时可通过多种途径激活 PKC，如高血糖可使组织细胞内二脂酰甘油（DAG）增多，激活 PKC，PKC 能够使血管舒缩功能受到抑制，促进糖尿病患者的高凝状态及血栓形成，增加血管通透性，增加纤维连接蛋白和 IV 型胶原的表达，导致细胞外基质扩张。近期研究发现，DM 病人和实验动物的肾小球以及高糖状态下培养的肾小球系膜细胞内 TGF-β1 增多，刺激 ECM 的过度表达，PKC 抑制剂能阻止这种现象，说明 PKC 参与高糖诱导肾小球及肾小管上皮细胞 TGF-β1 和 ECM 的高表达。张莹等研究灯盏花中所含野黄芩苷和野黄芩苷元是蛋白激酶 c 的有力抑制物，可通过降低 DM 大鼠肌肝清除率（Ccr）、尿白蛋白排泄率（UAER）及系膜基质含量，降低肾内局部内皮素（ET）、TGF-β1、IV 型胶原、LN 和 FN 的水平等多途径起到对糖尿病肾病的保护作用，杨梅等研究表明六味地黄汤加味可改善 DN 大鼠蛋白尿和肾功能，且能提高胞液 PKC 活性，降低胞膜 PKC 活性，使胞液蛋白激酶 C（PKC）活性与胞膜 PKC 活性比显著提高，抑制 DN 时肾脏 PKC 的激活，提示六味地黄汤加味对 DN 大鼠肾脏的保护作用与抑制肾脏 PKC 活性有关。

9.7 改善血液微循环

糖尿病时微循环障碍主要表现为血液流变性改变，血流变改变主要体现在血液呈高凝状态、血液流速减慢和微血栓形成等方面。研究发现虎杖苷能抑制家兔血栓形成、减轻血栓湿重，还可以显著降低家兔血小板聚集率和血小板聚集时间，大鼠肠系膜毛细血管管径和毛细血管流速均显著性增加。表明虎杖苷具有一定的溶血栓、抑制血小板凝集和改善血液循环作用，所以虎杖可能通过改善微循环发挥对糖尿病肾病肾脏的保护作用，李有田等自拟慢肾灵可以改善微循环，改善肾小球毛细血管的血液循环情况，降低血液黏度，恢复受损的肾小球滤过功能和近曲肾小管重吸收功能。发酵虫草菌粉可以改善 DN 症状，减少蛋白尿，改善肾功能，改善肾循环，延缓肾功能减退进程等，最终改善糖尿病肾病症状或者减慢糖尿病肾病的病情进展。

9.8 调节血脂代谢

糖尿病常伴有脂质代谢异常，高血脂可以导致胰岛素抵抗的发生，损害胰岛 B 细胞，是糖尿病发生发展的重要危险因素，而且高血脂本身还可诱发肾脏损害。高脂血症可能导致血小板功能异常，使血小板易于活化、黏附，导致血小板释放物增多，使血液流变学异常，肾小球滤过降低，同时刺激细胞增殖和系膜基质生成，引起肾小球硬化。研究表明，水蛭中的水蛭素，有抗凝血、扩张血管、降低血液黏稠度的作用，对慢性肾炎循环免疫复合物（CIC）有良好的清除作用；发酵虫草菌粉能降低血清胆固醇、三酰甘油和脂质过氧化物，具有轻度降血压、抑制血小板聚集的作用；虎杖与其有效成分虎杖苷、大黄素相比，有更全面的抑制血脂增高作用，表明虎杖可能具有综合降脂效果，推测降低血脂可能是虎杖干预糖尿病肾病重要途径之一。

9.9 抑制肾小球系膜细胞（HMC）的增殖

高血糖、肾小球毛细血管高压及 Ang Ⅱ 的作用均可促进肾小球系膜细胞和肾小管上皮细胞合成细胞外基质，此外 ET 也有刺激系膜细胞增殖和分泌基质的作用，NO 对系膜细胞有抑制的作用，糖尿病早期 NO 水平升高引起肾小球高灌注高滤过，晚期内皮细胞受损 NO 合成减少，有导致系膜基质增多、加速肾小球损害的作用。肖朝华等研究冬虫夏草中提取的免疫抑制活性成分-多球壳菌素（ISP-1）对高糖环境下肾小球系膜细胞（HMC）分泌的 Col、ColⅣ、纤维连接蛋白（FN）、透明质酸（HA）及层粘连蛋白（LN）有明显抑制作用，抑制 GMC 肥大和细胞外基质（extracellular matrix，ECM）合成增加，有望用于糖尿病肾病防治。宋立群等研究虫草肾茶胶囊对肾小球系膜细胞（HMC）增殖的影响，从细胞水平探讨其延缓肾小球硬化的作用机制，发现虫草肾茶颗粒对高糖情况下 HMC 增殖有明显抑制作用，而且随剂量增加抑制作用越明显。

9.10 调节自身免疫，抵抗免疫损伤

糖尿病微血管并发症的免疫学方面的确切机制尚不十分清楚。近年来，广大学者提出了 DN 炎症发病学说，认为 DN 是一种自然免疫和低度炎症性疾病，自身免疫在 DN 进展的整个过程中起重要作用。邱明才的研究表明，肾小球、肾小管、肾间质和毛细血管壁有免疫荧光物质 IgA、IgG、IgM、C3、C4 和纤维蛋白相关抗原（FRA）沉积，肾小球和肾小管均有不同程度的免疫复合物 IgA、IgG 和 IgM 的沉积。中药黄芪注射液在 DN 早期应用可延缓进一步发展，通过抑制凝血过程诱生的 ET 产生，有显著的免疫调节作用，可减轻免疫因素对肾脏的损伤，改善肾功能、减少尿蛋白，有效地延缓和阻止了 DN 患者肾功能衰减的自然进程。马艳春等认为地龙可明显地增强巨噬细胞的免疫活性，并能增强体液免疫功能。范红英等研究表明雷公藤能通过明显降低 DN 患者血清尿液 TGF-β1 和尿蛋白水平发挥对 DN 患者肾

功能的保护作用，此药不仅具备激素与免疫抑制样的作用，而且无激素样不良反应。

9.11 减轻肾小球高滤过

在 DN 中，肾小球高滤过是一个重要危险因素，持续的高滤过导致肾小球滤过膜通透性增加，大量大分子物质在系膜区积聚，加速肾小球硬化，减轻早期 DN 的高滤过是治疗糖尿病肾病的有效机制。实验研究表明，虫草菌丝提取物能够减轻肾小球内压力，使得肾小球跨壁毛细血管静水压降低，从而达到减轻肾小球高滤过，阻止其向肾小球硬化方向发展。

9.12 其他

中药治疗糖尿病肾病的机制除了上述机制以外，还有延缓肾的纤维化过程、减少 NO 的生成、干预肾脏细胞凋亡等。综上所述，近年来对于糖尿病肾病的研究层出不穷，中药治疗糖尿病肾病以及对肾脏的保护作用主要与纠正机体的糖代谢紊乱、调节血脂代谢、改善血液循环和微血管病变、清除氧自由基、下调相关因子表达、调节机体免疫等方面有关，但是糖尿病肾病的具体发病机制和中药治疗糖尿病肾病的作用机制仍然不是十分明确，随着对糖尿病肾病的进一步研究，中药治疗糖尿病肾病的作用会更加明确，作用机制会更加清晰。